陈慎吾

经方要义表解与伤寒心要九讲

CHEN SHENWU

JINGFANG YAOYI BIAOJIE YU SHANGHAN XINYAO JIU JIANG

陈慎吾　著

陈大启　陈　生　整理

河南科学技术出版社

·郑州·

内容提要

本书为现代著名伤寒学家、北京中医学院首任伤寒教研室主任陈慎吾先生为学生讲述《伤寒论》基础之讲义,分上下两篇。上篇经方要义表解高度概括了经方证治应用精髓;下篇为伤寒心法要诀九讲,从九个方面系统阐述了伤寒论各种证候、症状的治疗要义及方药应用技巧。本书内容丰富,理论透彻,深入浅出,既适合中医伤寒经方学者学习参考,也适合临床中医师及研究人员阅读、研究。

图书在版编目(CIP)数据

陈慎吾经方要义表解与伤寒心要九讲/陈慎吾著. —郑州:河南科学技术出版社,2020.6

ISBN 978-7-5349-9933-8

Ⅰ.①陈… Ⅱ.①陈… Ⅲ.①《伤寒论》—研究 Ⅳ.①R222.29

中国版本图书馆 CIP 数据核字(2020)第 059697 号

出版发行:河南科学技术出版社
    北京名医世纪文化传媒有限公司
    地址:北京市丰台区万丰路 316 号万开基地 B 座 1-114 邮编:100161
    电话:010-63863186 010-63863168
策划编辑:赵东升
文字编辑:赵东升
责任审读:周晓洲
责任校对:龚利霞
封面设计:中通世奥
版式设计:崔刚工作室
责任印制:陈震财
印 刷:河南省环发印务有限公司
经 销:全国新华书店、医学书店、网店
开 本:720 mm×1020 mm 1/16 印张:14·彩页 2 面 字数:251 千字
版 次:2020 年 6 月第 1 版 2020 年 6 月第 1 次印刷
定 价:58.00 元

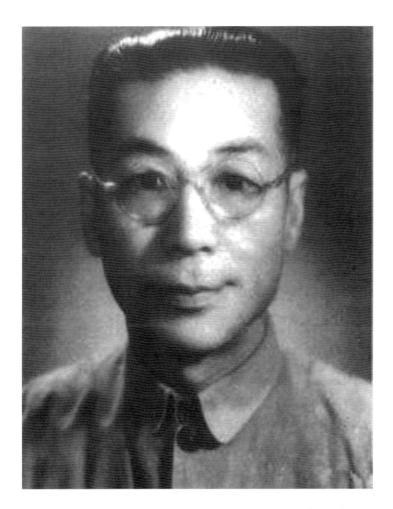

　　陈慎吾(1897—1972),福建省闽侯人,著名中医教育家、伤寒学家、仲景学说实践家,第三、四届全国政协委员

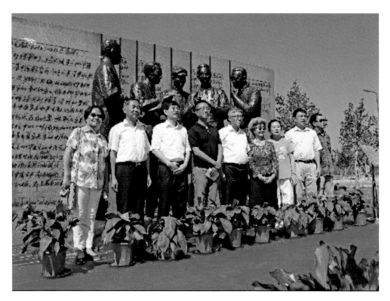

2016年9月3日,北京中医药大学领导与五老亲属在"五老上书"群雕揭幕现场留影

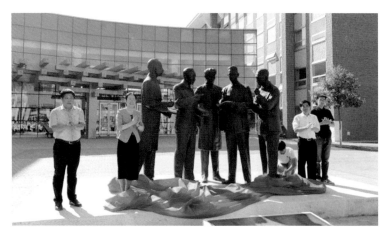

2019年8月30日,"五老上书"铜像落成仪式在北京中医药大学良乡校区举行

(五老铜像自左至右:任应秋、于道济、李重人、秦伯未、陈慎吾)

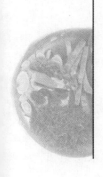

前　言

　　本书原为现代伤寒论大家、北京中医学院首任伤寒教研组组长陈慎吾先生为其学生讲述伤寒论基础之讲义。上篇为《经方要义表解》(分为经方证治第一表和经方证治第二表)，下篇为《伤寒心法要诀九讲》。

　　《经方要义表解》为陈慎吾先生对伤寒杂病论的高度概括，体现了经方证治临床应用的精髓所在。

　　经方证治第一表，为出自《伤寒论》的114方。表中各项内容包括：①方名，指经方的名称，以其方在《伤寒论》中出现的先后为序，故第1方为桂枝汤，第114方为竹叶石膏汤；②主治，指主病主治及原文的概括；③附注，指治则治法及简略注解；④证候及脉象，指所列条文中该方主治的脉证；⑤篇名条文号，指《伤寒论》及《金匮要略》中的篇名和条文，其中条文号以上海科技出版社1976年再版《伤寒论》为准；⑥经文节录，指节录《伤寒论》《金匮要略》有关条文，加以归纳，其他书的条文则节录其大意。

　　经方证治第二表，为出自《金匮要略》的方剂及所属附方的证治。方号继第一表，由第115方起至第257方止，共143方及附方17首。凡附方均加"( )"，不排方号，以别于张仲景原方，并注明出处及所附篇名。各项目含义，同第一表。

　　《伤寒心法要诀九讲》是在陈慎吾先生主持的北京中医学院伤寒教研组集体编写的《伤寒心法要诀白话解》的基础上，结合自己的临床经验重新编写、整理的伤寒论临床教案。

　　《伤寒心法要诀》是清代吴谦等所编的《医宗金鉴》里的重要部分，以歌诀的体裁，把《伤寒论》重要的方证和复杂的条文进行归纳，并附注解，同时还增入历代医家研究《伤寒论》方面的一些体验和心得。这对初学者，可以起到易学易用的效果，对进一步研究《伤寒论》也有一定的参考价值。

　　20世纪60年代初，由陈慎吾先生主持，以北京中医学院伤寒教研组的名义，对《医宗金鉴·伤寒心法要诀》进行白话解,并在 1963 年正式出版。《医宗金鉴伤寒心法要诀白话解》由陈慎吾、刘渡舟、韩少轩、邹士游、孙志洁、傅世垣等集体编写,最后由刘渡舟先生进行文字统一。此后,陈慎吾先生以该书为蓝本,系统地为其学生讲述伤寒论理论与临床,并对该书进行较大幅度的调整和修改,即成为现在的《陈慎吾经方要义表解与伤寒心要九讲》。

最后,特别感谢著名中医学家王凤岐教授,生前就如何传承先祖父学术思想和宝贵经验,多次与我促膝长谈,指点迷津,倾注心血,付出辛劳,谨以本书告慰王老在天之灵。

陈 生

庚子正月于北京

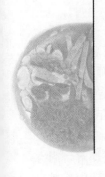

序一

著名中医教育家——陈慎吾

陈大启　孙志洁

先师陈慎吾,闽侯世家。幼承庭训,精于儒学,旁通岐黄。后因宗戚罹患,为庸医所误,遂立志业医以济世活人,于1930年拜河南名医朱壶山先生为师。朱老精通中医经典,崇尚临床实践,老师尽得其传,并与益友胡希恕老师相互切磋,问难仲景学说,相得益彰。1936年,鉴于中医事业日渐衰落,后继乏人,遂于临诊之余,致力于中医教育,直至1972年亡故。数十年如一日,勤勤恳恳,兢兢业业,为发展中医教育事业,贡献出自己的全部精力,是近代享有盛名的中医教育家。

一、含辛茹苦,潜心育才

1938年,因先师精于《内经》又擅用经方,由朱壶山先生推荐,受聘于北平国医学院,讲授《内经》与《伤寒论》。由于先师功底深厚,讲解清楚,使学生既明《内经》之理,又晓《伤寒论》之用,能于《内经》中理谕《伤寒论》辨证论治之法,又从《伤寒论》中明晰《内经》阴阳变化之旨,深受师生之好评。后因国难当头,该院于1940年被迫关闭。先师并未气馁,反而更增强其振兴中医事业,复苏民族文化之决心。他一面临诊行医,济世活人,一面带徒授课,力争使中医事业后继有人。

抗战胜利后,先师将带徒传艺变为集体授课,一面亲自给学生讲授《伤寒论》《金匮要略》,一面带领学生临床实习。如此言传身教,不仅使学生学习了中医学术,并且懂得了维护和发扬祖国医学之重要性。至1948年,终于创办了"私立北平中医研究所"。

二、喜得春风,桃李飘香

中华人民共和国成立后,党和人民政府制定了符合人民利益的中医政策,先师为此欢欣鼓舞。他不仅马上参加了中央卫生研究院中医研究所的工作,同时腾住房,筹资金,编教材,扩大北京中医研究所的招生,其学生以 30～50 人为一班,分级授课。他亲自讲授仲景学说及《内经》《难经》。因工作任务繁忙,常废寝忘食。在先师的精心培育下,学生学习成绩大多优良,当 1950 年北京市举行中医师考试时,在参加考试的 30 人中被录取者达 23 人之多,可见先师教学之精,用心之苦。

其后,先师在党和政府的支持下,继续扩大研究所的招生。至 1953 年,该所学生已达 150 余人。此时,他为使学生学好中医,夜晚编写讲义,修订讲稿,常通宵达旦。教学时对经典中难以领会之处,总是循循善诱,耐心诠释,务使学生理解。同时还先后应门头沟与丰台区之请,设立分所,为郊区培养中医人才。在先师的不懈努力与精心管理下,北京中医研究所于 1955 年已逐步发展成具规模的中医学校,在校学生达 400 余人。

1956 年,为了进一步扩大中医教育,培养中医人才,在党和政府的大力支持下,完善了教学设备,增设了课程内容。并经北京市人民政府正式批准成立“私立北京汇通中医讲习所”,先师备感欢欣鼓舞,亲任所长,全市招生,考试合格者入学,学制三年半。为了使学员更全面、更系统地掌握中医理论,他不辞辛苦,四处奔走,敦聘北京名医学者耿鉴庭、谢海洲、赵绍琴、穆伯陶、许公岩、马秉乾、于道济、马继兴、许作霖、余无言、芦英华等,讲授医史、中药、方剂、内经、难经、内科、外科、妇科、儿科、针灸、正骨、按摩课,并增加了政治理论及部分西医基础课程。同时,组织了一个强有力的教学班子,使学生尽得名师传授,学业日进,医术日精。

三、夙愿以偿,杏林硕果

1956 年,党和人民政府为了继承和发扬祖国医学遗产,培养中医人才,创办了北京中医学院,先师对此高等中医学府的建立深感高兴。不久即欣然同意由中医研究院调往北京中医学院担任《伤寒论》教学,并出任伤寒教研组组长。到此时,可以说先师致力于中医教育事业的夙愿才真正如愿以偿。他为了集中精力更好更多地培养中医人才,于 1958 年毅然将自己苦心创办的北京汇通中医讲习所交北京市中医学校接办,全力以赴地投身到北京中医学院的教学工作中。

在从事中医教育的 30 余年中,先师共培养学生千余人,这些同志当年都曾亲聆先师教诲,为今天从事中医事业奠定了坚实的基础。据笔者所知,先师当年培养的学生,现已遍布全国,大多数已成为中医临床、教学及科研的骨干,正在不同的岗位上为中医事业的兴旺发达而奋斗。

四、鞠躬尽瘁,死而后已

先师调北京中医学院伤寒教研组任教的 10 余年中,是他致力于中医教育事业的鼎盛时期。在这期间,先师虽年逾花甲,但他意气风发,老当益壮,更加忘我地工作,他将其 30 余年教学之经验全部献给了学院,将其几十年治学之心得尽力传授给学生,将其一生中最后的精力全部贡献给中医的教育事业。为中医教育事业的发展,他做到了鞠躬尽瘁,死而后已。

在这十余年,先师为中医学院培养了本科生、进修生、留学生等,他不顾年迈体弱,始终站在教学的第一线,为了使学生用到高质量的统编教材,他曾抱病工作,冒酷暑,长途跋涉,多次参加全国《伤寒论》教材审定会,在审定会上反复强调《伤寒论》条文必须顺序不变的个人见解。为了使学生理解《伤寒论》的深奥理论,他焚油继晷,精修讲稿,用浅显生动的言语,阐明《伤寒论》中深奥的哲理。为了使学生掌握《伤寒论》的理法方药,他亲临诊室,言传身教,用其丰富的实践经验,再现经方的妙用。为了使不同程度的学生都能学懂《伤寒论》,他改进教学方法,因人施教,用其高超的教学艺术,使学员皆有圆满的收获。

先师一生,为人公正刚直,待人谦虚谨慎,治学态度严谨,医疗品德高尚,确可为人师表。在旧社会,他为发展中医事业,不畏强暴,逆潮流而上。新中国成立后不顾个人得失,以治学育人为急务,遇有损害中医事业之言行,必据理抗争,从不苟且。其功深学厚,对中医理论之研究,造诣极深,但终不以专家学者自居。先师治仲景学说数十年,颇有独到见解,但其从未满足,总感尚有不足之处,几十年来,每讲《伤寒》必精修讲稿,字斟句酌,故讲伤寒数十遍,每讲有新意,每遍见心得,弟子每谏其著书立说,但先师总淡然笑之曰:"著书立说不难,但只恐炉火不纯,误人子弟,悔之晚矣。"所以直至1963年年底,才集中其全部资料,准备锐意立说,有裨后学,但直至病逝未能完成其夙愿,竟成终身之憾。先师不仅学识精深,并且医德高尚,从不阿谀逢迎所医患者,不论贵贱贫富,一律以诚相待,以济世活人为本。中华人民共和国成立后,因其医术精深,多次被邀给中央首长诊治,其于诊后从不借以炫耀,即使在介绍病例时,一律讳去姓名职务,仅存医事,以示后学。由于先师学深似海,性洁如松,故深受多数师生之爱戴。

先师积数十年研究仲景学说之经验,在教学中,着重从理论上学懂《伤寒论》之大纲大法。他一生治学伤寒,早年以《内经》释《伤寒》,中年以各家之说注《伤寒》,晚年以临床实践验证《伤寒》,深得其益。故在教学时,要求学生从《伤寒论》原文入手,仔细推敲,反复玩味,要做到使《伤寒论》脉证方药了然于心,方可融会贯通,使学生既明其理,又晓其用,既可前承古人,又能创新见,获益匪浅。

他积数十年使用经方之经验,深知仲景之书辨证精深,立方严谨,若从理论上理解尚难得心应手,故在教学中极力强调要崇尚实践。他要求凡讲《伤寒论》之教师,必须善用经方于临床,他要求凡学《伤寒论》之学生,必须学会使用经方。在他的极力倡导下,学院从五九年级学生开始,于《伤寒论》课程讲授1/3,即增设《伤寒论》临床实习课,由该教研室老师亲带临床,言传身教,使学生学《伤寒论》,用《伤寒论》,通过实践,体会《伤寒论》理法方药之妙。这种理论联系实际的教学,不仅大大提高了学生学习中医的热情,并且使学生真正获得了中医辨证之真谛。

先师在几十年的教学中,积累了丰富的教学经验,他不仅善于充分运用其深厚的文学功底,结合其丰富的临床实践,用生动活泼的语言给学生讲明深奥难懂的哲理,使学生听之易懂。更能够针对不同对象,因人施教。记得先师在1959年给中医学院第一期全国中医研究班(西学中)和全国中医进修班合班讲授《伤寒论》时,他一变给本科生讲课之常法,首先重点阐述了中医"辨证论治"的治病特点,用典型生动的实例,使西医学习中医的学生建立起中医"证"的概念。进而通过对《伤寒论》脉证方药深入浅出的分析,说明了《伤寒论》是怎样以外病为基础,通过六经辨证,示人以明辨病症的部位、性质,掌握病变的规律及施治的大纲大法,因而在临床中,它不仅适用于外感风寒,更可运用其法以治内、外、妇、儿之杂病。他以其运用经方的丰富经验,验证其理论于教学,说服力极强。从而使已具有一定临床经验的中医进修班的同志开阔了思路,提高了认识。同时,为了让学西医的医生学会中医,先师特为他们增添课后辅导及临床见习。他一面将辅导学生时提出的问题详加剖析,一面于临床中使学生懂得中医治病之理。仅此一事,可见先师教学水平之高妙。由于先师教学出色,学院于1961年为先师录制了《伤寒论》讲课录音,作为培养青年教师的资料,至今仍有其一定的指导作用。

先师自调往中医学院后,就将其全部精力投身于中医教育事业中,他一心想着中医事业的兴旺发达,一心盼着中医事业后继有人,至于个人之名利地位,则早已置之度外。故于1962年,当他见到本科学生基础课不够,基本功不牢,如此下去,实难担当发展中医之重任时,他心急如焚,遂与秦伯未、李重人、于道济、任应秋,五位学者联合上书卫生部,强调一定要加强中医基础理论的研究和保证教学质量不断提高,提出"要先继承好,才能有提高"的口号,这一口号代表了老一辈中医学者的共同心愿,也是先师积数十年中医教育之经验发出的心声。于1971年,先师为了帮助青年教师开课,抱病写下了《伤寒论》教学参考资料万余字,为中医事业呕尽了最后一滴心血,于1972年7月病逝。

先师离开我们已有很多年了,常欲提笔缅怀先师之业绩,又恐学识有限,以蠡测海,故迟迟未能成文。今不揣浅陋,略述先师从事中医教育事业之一二,以尽弟子之心,告慰先师于九泉。

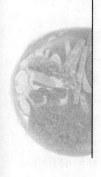

序二

著名伤寒学家陈慎吾教授学术思想探究

张长恩　（首都医科大学中医药学院）

张长恩，主任医师，教授。1936 年生，早年随父习医，而后师事于北京著名老中医胡希恕、陈慎吾、宗维新等经方大师，曾任首都医科大学中医药学院伤寒教研室教授、主任、中医系系主任，从事伤寒论教学、临床、科研工作 50 余年，崇尚仲景学说、学术，主攻"经方，辨病、辨证的临床应用"，临证擅用经方。

《陈慎吾经方要义表解与伤寒心要九讲》，是其弟子陈大启教授等，依据已故著名中医学家、教育学家、临床学家、伤寒学家陈慎吾先生，任教于自己主办的私立北平中医研究所、私立北京汇通中医讲习所，和被聘于北京中医学院期间多次讲课讲稿及录音精心整理而完成的，真实、完整地反映了一代中医经方大师研究仲景学说的卓越成果，同时也展示了其学术思想。

一、倡导"《伤寒论》是一篇文章，强调条文排列的连贯性"

《伤寒论》的编次，具有其特定的编次意义，条文之间或隐或显，或前或后，彼此都有紧密的联系，章节段落，起止照应，较全面地反映了辨证论治的精神。

（一）六经各篇，首立概论

《伤寒论》每于六经各篇之首立各经病证一节，包括主证、主脉、分型、传变、预后判断、治则和禁忌等内容，从而在讨论六经病错综复杂的具体证治之前，先了解各经病的概况，做到原则掌握，临阵不乱。如太阳病上篇的第 1～11 条讨论太阳病概论。其中第 1 条为太阳病总纲，讨论太阳病的主症主脉，它为中风、伤寒所共有，故作为总纲放在篇首第 1 条。第 2、第 3 条承接第 1 条说明太阳病一般可分为中风与伤寒两种类型，并叙述了各自的相异脉症。第 4、第 5 条讨论太阳伤寒（包括中风）是否内传的诊断依据。第 6、第 7 条相连接，从两个侧面来说明病变的性质、部位及临床表现由病证性质与体质性质两个主要因素决定。风邪为主者为中风,寒邪为主者为伤寒,温邪所致者为温病。体质偏阳盛者发热恶寒,偏阴盛者无热恶寒。疾病的发生有常有异,体现了诊断疾病的辨证观。第8至第10条讨论太阳病的欲解时与病程。一般病程6天为一个阶段,病程较长者,可为两个阶段,12日愈。第11条辨明太阳病的主症发热与恶寒的真假。以上11条原文,系统地讨论了太阳病的主要脉症、分型鉴别、传与不传、异常病型与病证的鉴别、病程与欲解时的预后等内容,前后次序条理井然,如果把11条原文分散或前后颠倒,就将影响概论的完整性和理论上的逻辑性。

上述太阳病是这样,而其他阳明病、少阳病、太阴病、少阴病和厥阴病等也是如此。

(二)上下条文,发挥补充

《伤寒论》常把同一方证的不同条文放在一起,扩大其应用范围,或补充解释上一条原文所述脉症之病理机制。如第12条讨论太阳中风桂枝汤证的病机,紧接着第13条突出了太阳病桂枝汤证的主症。又如第35条为太阳病麻黄汤证,第36条为太阳阳明合病之症,也属典型的麻黄汤证。第37条说明太阳病日久麻黄汤证仍在,仍当用麻黄汤。第38条为大青龙汤证正证,第39条补充说明了不典型的大青龙汤证。第40条论小青龙汤之病机、主症及兼症,第41条补充了小青龙汤证之主症及药后转机。在论中这种编排不下20余处。耐心研读,自能体会,若把这些条文上下分开,就失去其编次的意义。

(三)前后条文,鉴别病证

具有某些相同症状的不同病证编在一起,于同中求异,做鉴别比较,是《伤寒论》重视鉴别诊断的具体表现,也是陈教授《讲义》编次的又一特点。如第26条上承第25条前半部分,以辨明同为太阳病用桂枝汤不如法致大汗出、脉洪大的脉症。第25条是当大汗出之时暂时见脉洪大而无大烦渴,第26条是大汗出之后转化为脉洪大而兼大烦渴不解,两者证治各异。前者仍为桂枝汤证,故用桂枝汤治疗;后者则为外邪化热伤津耗气入里,故用白虎加人参汤治疗。前后二证根据口渴与否做鉴别,若把这两条分散就失去其编次的意义。这样的条文,在论中尚有许多,细心研读,不难发现。

(四)病变过程,编次可见

从《伤寒论》的条文编次,还可以看出某些病证的发展过程及相应的治疗措施。其发展包括向病进或病愈两个方面发展。向病进方面发展主要由于失治或误治所致,向病愈方面发展主要是由于正治或自复之故。如第31条至第34条论葛根汤证由表入里的逐步转变过程。第31条基本上是太阳病,但症见肌肉强急,治疗用葛根汤,提示已开始向阳明转化;第32、第33条在前条基础上更见下利或呕吐,阳明见症更多一些,故称为太阳阳明合病;第34条见下利不止,喘而汗出,可能是第

32、第 33 条太阳阳明合病之进一步发展,治用葛根黄芩黄连汤。如将这 4 条原文分开,或前后颠倒,便看不出这一传变过程了。诸如此例,论中尚多,仔细体认,自能了然。

(五)误治变证,列举其异

《伤寒论》常把同一误治的各种不同变证放在一起讨论,以辨明人的体质因素是决定误治后是否产生变证、变证性质及临床表现如何的关键所在。如第 62 至第 66 条因为误汗太过,但由于患者素体有气血亏损、肺内蕴热、心阳不足、脾气虚弱之不同,就有身疼痛脉沉迟、汗出而喘无大热、心下悸欲作奔豚、腹胀满等不同的变证,治疗也就有桂枝新加汤、麻黄杏仁甘草石膏汤、桂枝甘草汤、茯苓桂枝甘草大枣汤、厚朴生姜半夏甘草人参汤之异。如此等等,均因患者体质差异而致误治后变证各异。

(六)相反相成,着意对比

《伤寒论》有时把某些意义相反的条文放在一起,着意对比,提醒不要顾此失彼,具体地体现了辩证法思想。如第 68、第 69 条讨论误汗所致的虚寒证,紧接着第 70 条讨论误汗所致的实热证。如此编排,着意辨别虚实寒热。又如第 251 条讨论用承气汤的缓下法,反复告诫不可妄攻,紧接着第 251 至第 254 条讨论承气汤的急下法,提示当机立断攻下。如此编次,使缓下与急下形成鲜明对比,说明应用承气汤时,应根据临床具体情况而定,切不可胶柱鼓瑟。

(七)某个专题,集中讨论

《伤寒论》中有些看似无联系而实有一定联系的条文被编列在一起,针对某一专题反复讨论,前后参照,相互比较补充,也是其编次上的特点。第 42 至第 57 条桂枝、麻黄参杂似乎显得比较混乱,其实是针对可汗与不可汗、轻汗与不可纯发汗这一主题讨论,内容相当丰富而完整。有太阳病外证未解,脉浮弱,宜桂枝汤发汗者;有汗后复下,外证未解,仍当用桂枝汤者;有太阳病误下后表不解,仍当用桂枝汤者;有太阳病日久,麻黄汤证仍在,仍当用麻黄汤发汗者;有太阳病发汗不彻,太阳病不罢,仍当麻桂合剂微发汗者;有脉浮数兼阳虚,不可纯用汗法者;有脉浮紧兼血虚,不可纯发汗者;有脉浮、浮数、浮紧不兼阴阳气血亏损而可用麻黄汤发汗者;有营卫不和自汗出,宜桂枝汤更发汗者等。又如第 90 至第 95 条四逆汤、调胃承气汤、桂枝汤参杂似乎也很乱,但经过仔细分析,我们仍可以看出这些连在一起的条文是集中讨论汗法与温法、下法之间的先后缓急关系,辨明何时宜先汗,何时宜先温,何时宜先下,不得有误,否则为逆。汗法的代表方是桂枝汤,温法的代表方是四逆汤,下法的代表方是调胃承气汤。至于霍乱病及阴阳易差后劳复病另立为篇,集中讨论某一专题更不待言。

(八)同条原文,承上启下

《伤寒论》中还有许多条文具有双重的编排意文,即同一条原文不仅有承接上文的作用,而且还有启引下文转论另外专题的作用。如第15条前半部分承上补述桂枝汤平冲降逆的作用及应用范围,后半部分"若不上冲者,不得与之"为启下,引出桂枝汤禁忌证及变证。第16条既直承第15条后半部分桂枝汤禁忌证,又提出桂枝汤变证的处理原则,为下面几条太阳病汗后变证的具体治疗提供了原则性的依据。

综上所述,说明《伤寒论》原文的编排,实有规律可循,有精深的含义,从上述八种编次特点,可窥全貌。在1963年5月全国中医教材会议上,陈慎吾教授提出:"《伤寒论》是一篇文章,强调条文排列的连贯性。"这一提法,得到与会代表的一致赞同,这对《伤寒论》的学习、研究、应用起到指导性的作用,具有深远的历史意义。

二、主张"学习《伤寒论》要掌握其中之'法'"

陈教授在讲授《伤寒论》课时再三强调,"学习每一条原文后应该体会其中之'法'",认为学习《伤寒论》后所有条文中之"法"应该能在临床应用。他说:"《伤寒论》是中医基础医学,同时又是临床应用医学,包括各种急性热病及其变化的治疗法则,而以'伤寒论'命名者,盖因伤寒变传最快,变证最多,治疗最难,善后调理等法比一般疾病较为完备,故举以为例,以概其余。全书根据汉代以前,通过长期治疗经验的总结,实践证明,并无丝毫玄理羼入。2000年后至今日,仍不失为治疗万病之大法。故本论基本上属于朴素唯物之经典医学,不但集前代医学之大成,且启发后世之医学思想,奠定医学独特之体系。祖国医学书籍虽汗牛充栋,要皆不出大经大法,若整理提高,由此入手,必有矩可循,在理论上、临床上不难全面掌握。"例如第16条之坏病变证治法提纲,此条之"法"亦是治疗坏病之法则,亦是治疗所有疾病的法则。在此基础上,将此之"法"再分为三个大法。第一个大法是治病凭脉证不凭日数,必须观其脉证,应从脉证中测知所犯何种错误,即汗多亡阳者、燥渴谵语者、下后虚烦者、结胸者、吐后内烦者、腹胀满者、温针后吐者、惊狂者。第二个大法是凭脉证之中,侧重在证,但须脉证遍察而再处方药。第三个大法是凡正气不足之人,虽有表证,不可解表。由此不难看出,《伤寒论》原文,条条皆含"法",充分体会原文之定法与活法,才能活学活用,以此服务于临床。

三、认为"《伤寒论》是辨证论治之书"

陈教授在课堂上常说:"有许多病是相似的,但它不是一个病。"从这短短通俗易懂的一句话中,却高度概括了中医学辨证论治的核心。他认为,《伤寒论》不代表在汉代突然出现的新医学,也不是将古人之经验再成套地照样提出来的,而是总结广大古人之医疗理论及临床而形成的古代医学的精华。因此《伤寒论》近2000年以来一直指导着临床,迄今尚有疗效。陈老还认为《伤寒论》之所以能够指导临床,是因为书中贯穿着中医辨证论治的精神,并提示其丰富的具体例子。于是他在讲课时总结说:"通过作书人(指张仲景)的虚心劳动,他的实践证明,把古人的东西,自己再打烂,通过他的消化吸收,融会贯通地进一步创造性地发明了这种辨证论治的医学技术。"

在这种观点的基础上,陈教授进一步解释"辨证"是"分辨证据",即分辨主证与客证、本与标、寒与热、缓与急、前与后等方面。他认为,疾病是繁杂的,人体是复杂的,然而利用辨证的方法,则能够深入浅出,可以得到一个方案,若辨证用方正确,则效如桴鼓。

陈教授深知辨证的方法就是比较的方法,故将《伤寒论》中的证与证中的同一症状做了比较。

(一)证与证的比较

计有桂枝汤证与白虎加人参汤证、桂枝汤证与栀子豉汤证、麻黄汤证与葛根芩连汤证、麻黄汤证与麻杏石甘汤证及桂枝加厚杏汤证等都要做出比较。例如第25条桂枝汤证与第26条白虎加人参汤证的共同点为"大汗出"与"脉洪大",然这两者之"大汗出"与"脉洪大"是不同的。第25条桂枝汤证之"大汗出""脉洪大"是服药之后,药物作用于人体而引起的病证,如果不服药则不大汗出,脉亦不洪大;第26条白虎加人参汤证的大汗出、脉洪大是里热引起的病证,与服药无关。第26条中"大烦渴不解"亦为里有热的重要标志。因为桂枝汤是温剂,白虎汤是凉剂,两首方剂性质相反,然两个汤证在临床表现上虽有相似之处,若给白虎汤证患者误服桂枝汤则会引起火上浇油之弊。故要正确理解两汤证之区别,临证时方不致误。

(二)同一症状的比较

计有恶寒、汗出、渴、烦躁、腹胀满、身黄、厥、干呕、喘、但欲眠睡等,都要做出比较鉴别。例如恶寒有大恶寒与微恶寒之异。所谓大恶寒是表证的恶寒,其最大的特点是无论采取任何方法亦不能解决恶寒,只有将其病治愈方能解决;所谓微恶寒是阳虚的恶寒,它通过增加衣服、烤火、进热食等多种方法可以减轻。然从治疗的角度看:大恶寒虽重,但其治疗是相对容易的;微恶寒虽轻,且通过一些措施容易减轻其程度,但其治疗是不容易的。

四、强调学习《伤寒论》必须结合《金匮要略》

因为《伤寒论》是东汉张仲景所著《伤寒杂病论》之一部分,是由后人分为《伤寒论》与《金匮要略》。所以陈教授一贯主张,学习《伤寒论》必须结合《金匮要略》方能全面理解。于是他在1956年为研究仲景学说提出了如下指导意见:"《金匮》与《伤寒》原为一部书,《伤寒》是在各阶段中有许多种疾病,《金匮》是在各种疾病中分各个阶段。一纵一横而熟读,自有左右逢源之妙。"从而引起当时学者对仲景学说研究的高度重视。

例如,陈教授对39条大青龙汤证的见解,就是《伤寒论》结合《金匮要略》而提出的。第38条、第39条同为大青龙汤证,然此两条有所不同。大青龙汤证的病机是表有寒、里有热,故见发热恶寒、不汗出、烦躁等证。第38条是风寒重的大青龙汤证,即其中麻黄汤证之成分较重,故见"脉浮紧"与"身疼痛",治疗用大青龙汤,其主要目的为发汗以散寒;第39条是水湿重的大青龙汤证,是由外感引起水饮在外不得通之证,即"有水饮的人受寒"之证,故见"脉缓"与"身重",治疗用大青龙汤,主要目的为发汗以去水湿。他认为"《金匮》同大青龙汤就是去水湿用的,治水饮病"。水饮在人体下部,治当利小便,药用茯苓、白术等;水饮在人体上部,治当发汗,方剂可用大青龙汤。这些例证还有许多,仔细体认,自能触类旁通。

五、独特的"方证"理解

陈教授认为《伤寒论》的"方证"是辨证论治的基础单位,因此他对《伤寒论》的112个方证做了认真细致深入的研究。如对"桂枝汤证"的研究:第一,阐明桂枝汤证作用机制,即"营卫和谐",营行在脉中,卫行在脉外,然两者是互相调节的,血虽在血管中,其功能可以发挥外表以维持在外之气,若血的功能不能发挥到外表,则在表之气其支持而散,亦消失其功。第二,明白此理,就能知桂枝汤的用途了:①太阳病中风证者;②太阳病中有汗者;③病在表,有热象,有邪气者;④表邪不解,病重药轻,针药并用者;⑤太阳病服药后虽减轻而未愈者;⑥营气和之营卫不和的自汗之证;⑦时发热,自汗出之证等。第三,明确桂枝汤的禁忌证:①表实无汗者;②太阳病下之后,气不上冲者;③温病不可用;④形成坏病者等。第四,明了桂枝汤的加减证,如桂枝加葛根汤、桂枝加厚杏汤、桂枝去芍药、桂枝去芍药加附子汤证、桂枝加附子汤等。第五,通晓桂枝麻黄合方证,如桂麻各半汤证、桂二麻一汤证、桂枝二越婢一汤证等,这为应用合方证开了先河。

六、对不带方剂的条文,提示方药

如第6条:"太阳病,发热而渴,不恶寒者,为温病。"他认为,太阳病必恶寒不渴,阳明病不恶寒反恶热有渴,温病不恶寒发热必渴,故温病非太阳病,而且是阳明病之类。"若发汗已"以后之一段条文示人温病不可发汗,发汗则更伤津液,热愈盛,渴愈甚。"若被下者"以后一段条文示人温病不可下,误下则变为坏病。"若被火者"以后之一段条文示人温病不可温。总之他认为:第6条未出治法,既言不可汗下,则麻杏甘石汤等,可随证选用。

第6条用麻杏甘石汤之见解与陈念祖相同。陈念祖在《伤寒论浅注》中说"治宜寒凉以解散,顺其性以导之,如麻杏甘石汤之类"。陈念祖言"麻杏甘石汤之类",而陈教授言"麻杏甘石汤等"。可见两者皆未拘泥于麻杏甘石汤一方,在此更重要的是提示一个治则,即治疗温病须用清法。此两者之见解与陆九芝在《伤寒论阳明病释》所提示的"汗、下、火皆误,所少者清法耳,仲景所以不出方者,以清法轻重不一,非可泥定一方故也"之见解是一致的。

七、理解《伤寒论》须细读条文

陈教授认为:《伤寒论》一书,主要是突出六经辨证,并以理法方药具备而著称的一部中医古典著作。1700多年来,受到人们所尊崇而认定是中医必读之书。书中前后相应,首尾贯通,有浑然一气、似分又合之妙,后人遵而用之,极有征验,为畅发本义,抽绎妙理,揆其字义、语词,约分两端。

(一)明字义

1. 同音假借字,如"眴"与"瞬"。目自动为"瞬","不能瞬"即目珠不能转动之意。又如"擗"与"辟"通。辟者倒地,"欲擗地"即欲倒地之意。

2. 有个别字,须根据具体病况而进行分析理解。如"协热而利","协"与"挟"通,"热"当指表证恶寒发热而言,是与此条协热下利之证较为符合。

3. 在条文间有当时民间口头语,如"中""不中",含可与不可之意。现在河南各地此类口头语民间甚是通行,故"桂枝不中与之也",即桂枝汤不用之谓。

4. 在断句方面,如额上陷脉急紧,当联为一句读,从"紧"字断句。如作"额上陷,脉急紧",则与疾病的具体情况不符。

5. 衍文,如"寒实结胸,无热证者,与三物小陷胸汤,白散亦可服"。寒实结胸的主方是三物白散,不可与小陷胸汤,故"小陷胸汤"及"亦可服"七字,当系衍文。考《千金翼方》所载条文,并无以上七字,可为一证。

(二)揆语词

论中语词计有①设问;②引用;③错综;④反复;⑤转换;⑥反衬;⑦排比;⑧摹状;⑨倒装;⑩警句;⑩省略;⑥避讳等。从上述12项中去探求,因篇幅所限,就不举例说明了,但以此为线索,可以探求其病机的变化,证候上的多样性及其治疗上的原则性。

总之,陈教授熟知中医经典,尤以《伤寒论》研究精深,认为《伤寒论》是中医理法方药完备的第一书,六经辨证是精髓,明辨六经辨证之理,则于外感病及内伤杂病均有实际意义。针对《伤寒论》文字古朴、文理深奥、注家繁多、实用性强的特点,他提出其学习方法要注意4个方面:一是熟读原文,重点掌握;二是注意文法,理解本义;三是参考注本,择善而从;四是结合临床,学以致用。

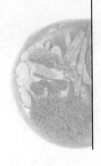

"五老上书"

对修订中医学院教学计划的几点意见

秦伯未　于道济　陈慎吾　任应秋　李重人

按语：1962 年 7 月，针对高等中医药教育初期出现的西化偏差，北京中医学院秦伯未、于道济、陈慎吾、任应秋、李重人五位教授以强烈的责任感和主人翁意识联名向学校递交了包括培养目标、教学方法、课程设置、基本功训练等内容在内的《对修订中医学院教学计划的几点意见》。呼吁：中医教育要坚持中医主体，中医学院要培养高级中医师，应当强化中医和传统文化教育。这一事件在当时的教育界和学界引起了重大反响和热烈讨论，也得到了国家的极大重视和肯定，史称"**五老上书**"。

1982 年，时任国家卫生部部长崔月犁批示：五点意见很好，可以解决中医后继乏人乏术问题。如果召集全国中医学院教改会议，应当把这篇建议发给大家参考讨论。

北京中医学院：

我院五六年级学生即将毕业了。这是我国第一批中医正规大学的毕业生，是中医教育的一件大事，是贯彻执行党的中医政策的又一次胜利。他们将担负起继承和发扬祖国医学的重大任务。唯这批毕业生的质量，虽然看来基本上能够达到培养目标的要求，但如果严格说起来，特别是在中医学术水平方面，还有不足之处，还不够理想。因此我们认为有必要吸取几年来的教学和临床实践过程中的一些经验加以改进，使今后更为符合要求，培养出质量更高的中医后继人才。

据我们了解，我院这批毕业生的中医学术水平，对常见疾病一般说可以独立诊治，对某些疾病已达到一定的疗效，对中医理论、概念虽然较明确，但能熟读熟记的较少；掌握的方剂、药物也还不够。特别是阅读中医古书尚有困难，运用理法方药、辨证施治处理疾病尚欠正确,看来基本功打得非常不够。

似乎用成为一个"高级中医师"的标准来衡量,还嫌不足。这班毕业生在毕业实习和写毕业论文时,自己感到空虚,一再要求补课,并提出补课的具体内容,如《内经》需要讲某些篇的原文,在写论文时,提纲拟好了,文献资料的搜集还不熟悉。有的想到某一理论,但不知出于何书,感到似是而非,在毕业实习时,有时老师说一方剂,学生开不出药味,甚至连方名还不知道等。总的看来中医理论和临证还学得不深不透。

根据以上情况,中医学院教学计划,实有讨论修改的必要。为了培养质量更高的中医后继人才,为了对党和人民负责,根据几年来我们在教学和指导临证实践中的经验,结合个人的一些看法,提出下列意见和建议。

一、过去的一点经验

据我们了解,过去从师学医,老师选择对象,首先要求文章要通顺。拜师以后,头两年学习内容主要是诵读,如《内经》(多数读《内经》节本)、《伤寒论》《金匮》,以后脉诀、药性、汤头等书读得烂熟,甚至要求某些注解都要能记住,同时为老师抄方。第三年以后,老师重点讲解和指出必读书籍,一面钻研,一面为老师做助诊工作,一般是半天临证半天读书。五年期满,老师认为有足够自行开业的能力时,才同意出师。如没学好,也可能要更长时间才出师的。出师以后有个别家庭经济条件好的,并不积极挂牌开业,还要从名中医"参师",这种参师学习,时间不是太长,三个月或五个月,以能接受老师独特的学识经验为主。清代著名医学家叶天士,曾从十七位老师学习,就是采取的这种方法。这是过去中医带徒弟的一种较好的方式。这样带出来的徒弟质量较高,将来的成就也较大。

总之,学中医要有相当的中文水平,这就为钻研医学文献打下了基础。有两三年的诵读功夫,使中医的一些基本理论和具体方药皆能烂熟于胸中,应用起来就能左右逢源,得到豁然贯通之妙。这种诵读的基本功,如果建立得深厚,将终身受用不穷。再有两三年时间的半天临证和半天读书,有较长的临证时间,对四时多变的多种疾病,都有机会接触和亲手诊治的经验。一些真才实学的中医都是这样学习来的。

从上述经验来看,中医学院的毕业生,主要是学习中医的时间太短,六年制的中医学院,实际上学习中医只有三年。用三年多的时间要求学好中医,时间上显然是不够的,此其一;在教学方法上,中医学院是按照现代正规大学的办法,实践证明优点很多,但忽略了过去教学的某些优点,如要求学生背诵和指导读书方法等,因之,学生没有练好基本功,此其二;高中生的古文程度太差,医古文仅数十学时,又未尽要求背诵,是以不可能突破文字关,此其三。……(以下缺如)。

二、培养目标问题

中医学院培养目标是高级中医师,学制是六年。这两点应该肯定,不可动摇。政治、体育课不在讨论范围。主要问题在于中医、西医课的对比和内容的具体安排,普通基础课,生理、化学课是为西医课服务的,医古文课是为中医课服务的。中医院校加西医课,其目的在于:使现代的中医师,具备一些自然科学和现代医学的基本知识,为将来医学科学研究工作打下基础,这是必要的,也是可以理解的。但必须在保证学好中医的前提下加西医课。过去的教学计划,两年半学完中医课,两年半学完普通课和西医课。中西课时数(不包括临床)的对比是1:1,这似乎是培养中西兼通的教学计划,因而西医没学好,中医也没学深透,因此培养目标就需重新考虑了。

我们意见:用一年半时间学习中医基本理论和临床,用三年的时间学习中医临床各科结合实习。共四年半学习中医,另一年半学习普通课(包括古文)和西医学课。这样大体上可以保证学好中医。课程具体安排另作讨论。

原订的中医学院教学计划培养目标:"具有现代医学知识"建议改为"具有一般的现代医学基本知识",对学生专业具体要求仅"能解决工作中的实际问题"一句,不够具体,需再讨论补充。

三、中医课程内容安排问题

中医学院现行教学计划所设置的15门中医专业课程,通过六年来的教学实践还是适合的。尤其是卫生部直接领导的五个中医学院所编的讲义,有系统有条理,简明扼要,文字浅近,对目前一般高中生水平来说,还是适合的。因此我们认为这15门讲义,基本上还可以用。不过为了不断提高教学质量,并与教学时数的增加相适应起见,都有重新安排补充教材的必要。如增加到488小时,是不是原来的《内经讲义》不适用了呢?我们认为原讲义仍然适用,因为它简明浅近,新入学的高中生容易接受,可以在70~80小时内讲授完毕,使学生对《内经》有了一个总的概念,也是对祖国医学理论有了一个大概轮廓。然后再精选《素问》《灵枢》两书里的原文(也可删节)100篇左右,在300小时左右精讲,务必将每篇大的原则,细的节目解释得清清楚楚,解释的深度应按各篇具体情况而定,它可以适当地详细,足够的理解到彻底分析每个前缀、后缀、单词、术语、思想或思想群。通过这样较精确的深度,从而获得中医学术基础理论的实质。其他各科也可以按此类推,适当地选授一些与该科有关的原文。这样讲义和补充教材相辅而行的优点有三:首先,充实了讲义的内容,大大加强了讲义的深度;其次,增强了学生阅读古代著作的能力,给他们今后钻研的一把开关的钥匙;第三,真正保证了教学质量,使教与学方面都获得不同程度的提高。现在北京中医学院毕业班学生,脑子里装有不少似是而非、似懂非懂的东西。如经常讲"肝肾同源",问他如何同源? 没有一个同学能在基本理论中找到答案。有的看到"肝为妇女之先天"一语,竟以为妇女身上真有个与男子不同的"先天"似的。所以最近绝大部分学生提出补讲《内经》原文的要求,甚至有的还提出具体要讲《至真要大论》《调经论》《灵兰秘典论》。这就是他们最近在临床上深感理论不多,理论不深,联系不起来,解释不下去,因此才提出这种急不可待的要求。根据这种情况,如果不采取讲义与教材相辅而行的办法,很难设想今后学生的质量是否可以提高。

四、大力提倡读书(包括背诵)的风气,练好基本功

根据学习中医的特点,单靠课堂讲授还不能解决问题,课堂讲授的时间加得太多也不是最好的办法。最好是除课堂讲授以外要有充分的时间由老师带领指导学生读书,把"指导读书"一项正式列入教学计划的时数之内,只有课堂讲授与指导读书并重,才能学得更深更透。

中医学院应大力提倡读书风气。当然,在学校学习期间,都可以叫作读书,这是广义的。我们所要提倡的读书,不仅可以帮助记忆,还可以帮助理解,许多不懂的东西,可以读之使懂,不通的可以读之使通,"熟读唐诗三百首,不会吟诗也会吟",就是这个道理。从语言发展史讲,人类是从口头语到书面语,这是丰富知识最有效的办法。中医学院究竟该读些什么书呢? 除 15 门讲义以外,我们认为各科都应增授"原文"的补充教材,这些教材一般是可以读的,例如精选的《内经》原文百篇,《伤寒论》原文,《金匮要略》和《本草》原文等,均可以读。读书的内容,应分作精读和泛读两种,精读不仅要求背诵,要读得深,读得细,读得透彻,还要翻来覆去地玩味,深思研究,甚至包括批注、做笔记等。泛读在一定程度上不要求那么深透,或者读懂了,或者能背诵了,或者是有一个较深的概念就行了。这两种读法可以相辅而行。只有精读没有泛读,所见者少;只有泛读,没有精读是无根之木没有基础。有了精读在语言文字方面下了功夫,便具有最基本的阅读能力(如词汇量,语法现象等),才可以进行泛读,精泛并举,是完全必要的。因此读书虽是一种方法,是学生自己的事,但一定要有安排和指导,我们所指出的新的学时计划,其中就安排了指导读书的时间,在这一时间内教师要去亲自指导,主要指导学生如何读,包括选材料,个别讲解,组织讨论,做笔记,背诵等。因此,指导读书时间的重要性,并不次于课堂讲授。强调了这个时间的重要性,明确地列入教学计划,不能为任何时间所占有,才能保证练好"基本功"。

五、怎样突破文字关

中国文学与中国医学向来有密切的联系,历代的医学家大都是具有很好的文学修养,因而他们的著作能流传于后代,而文学家也必然阅览过医学书。如《黄帝

内经》是当作"子"书读的。远的例子不举,近年医家如曹家达、陈无咎、恽铁樵和陆士谔等,他们对中国文学均有著作。学习中医,不突破文字关,必不可能深造。"医古文选"这门课,就是为提高阅读中医古书而设立的,其用意甚善。唯过去课时太少,所选内容有局限性,而又没有要求精读背诵,因之达不到要求。我们建议,医古文选的内容须大大扩充,可选 100 篇左右的古文和 60 篇左右的医古文。其中还要包括一部分音韵学常识,熟悉和掌握一些词汇、意义等,同时要求学生在课余写些毛笔字,以便养成书写端正的习惯。

体育活动最好安排太极拳,如有条件,气功课可提前上,使学生在长时期锻炼过程中,既有深刻的体会,又可达到强身保健作用。

最后,建议在卫生部领导下,召集全院教师和学生代表开一次较长时间的教学会议,共同讨论。以上意见,仅供参考。

1962 年 7 月 16 日

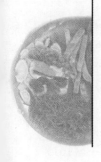

目 录

上 篇
经方要义表解

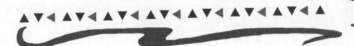

经方证治第一表

方号 方名	经方要义		脉证		篇名与 条文号	经文节录
	主治	附注	证候	脉象		
(1) 桂 枝 汤	太阳病,中风	平冲解肌,调和营卫	啬啬恶寒,淅淅恶风,翕翕发热,自汗,鼻鸣干呕	阳浮阴弱	太阳病(12)	太阳中风,阳浮而阴弱。阳浮者,热自发;阴弱者,汗自出。啬啬恶寒,淅淅恶风,翕翕发热,鼻鸣干呕者,桂枝汤主之
	中风,太阳表虚	桂枝汤主证凭证法	头痛、发热、汗出、恶风		太阳病(13)	太阳病,头痛、发热、汗出、恶风,桂枝汤主之
	太阳病误下,气上冲者	外邪未陷,仍从外解	气上冲		太阳病(15)	太阳病,下之后,其气上冲者,可与桂枝汤,方用前法;若不上冲者,不得与之
		误治坏病不可与			太阳病(16)	太阳病三日,已发汗,若吐、若下、若温针,仍不解者,此为坏病,桂枝不中与之也。观其脉证,知犯何逆,随证治之
		表实者,不可与			太阳病(16)	桂枝本为解肌,若其人脉浮紧、发热、汗不出者,不可与之也。常须识此,勿令误也
		酒客病不可与			太阳病(17)	若酒客病,不可与桂枝汤,得之则呕,以酒客不喜甘故也
	服桂枝汤后,反烦不解	刺风池、风府,以治经络之邪	反烦不解		太阳病(22)	太阳病,初服桂枝汤,反烦,不解者,先刺风池、风府,却与桂枝汤则愈

（续　表）

方号 方名	经方要义		脉证		篇名与 条文号	经文节录
	主治	附注	证候	脉象		
		热盛于内，风寒在外，失治之预后	药后吐者，必吐脓者		太阳病 (19)	凡服桂枝汤吐者，其后必吐脓血也
	服桂枝汤后，大汗出、脉洪大，外不解	仍用解肌退热法	大汗出	洪大	太阳病 (25)	服桂枝汤，大汗出，脉洪大者，与桂枝汤，如前法。（若形似疟，一日再发者，汗出必解，宜桂枝二麻黄一汤）
	外证未解，脉浮弱者	解肌	外证未解	浮弱	太阳病 (42)	太阳病，外证未解，脉浮弱者，当以汗解，宜桂枝汤
(1) 桂枝汤	外证未解	先表后里法 （禁下）	外证未解		太阳病 (44)	太阳病，外证未解，不可下也，下之为逆；欲解外者，宜桂枝汤
	汗下后脉浮，主外未解	解外		浮	太阳病 (45)	太阳病，先发汗不解，而复下之，脉浮者不愈。浮为在外，而反下之，故令不愈。今脉浮，故在外，当须解外则愈，宜桂枝汤
	病人常自汗出，营卫不和	和荣卫	常自汗出		太阳病 (53)	病人常自汗出者，此为荣气和。荣气和者，外不谐，以卫气不共荣气谐和故尔。以荣行脉中，卫行脉外。复发其汗，营卫和则愈。宜桂枝汤
	时发热，自汗出，营卫不和	先其时发汗以和卫气	自汗出时发热		太阳病 (54)	病人常无他病，时发热，自汗出，而不愈者，此卫气不和故也。先其时发汗则愈，宜桂枝汤

方号 方名	经方要义		脉证		篇名与 条文号	经文节录
	主治	附注	证候	脉象		
（1） 桂枝汤	伤寒,不大便六七日,头痛有热,小便清者,主里无热	病在表当发汗。桂枝、承气两方比较	不大便六七日,头痛有热,小便清,衄		太阳病 （56）	伤寒不大便六七日,头痛有热者,与承气汤;其小便清者,知不在里,仍在表也,当须发汗;若头痛者必衄。宜桂枝汤
	伤寒汗解后复烦,脉浮数,余邪未尽而复集	可发汗,用桂枝汤代麻黄汤	半日许复烦	浮数	太阳病 （57）	伤寒发汗已解,半日许复烦,脉浮数者,可更发汗,宜桂枝汤
	伤寒误下,身痛清谷,温里后利止者	先里后表法。后表宜本方	身疼痛,清便自调		太阳病 （91）	伤寒,医下之,续得下利清谷不止,身疼痛者,急当救里;后身疼痛,清便自调者,急当救表。救里宜四逆汤,救表宜桂枝汤
	太阳病,发热汗出,荣弱卫强	调和荣卫,以救邪风	发热汗出		太阳病 （95）	太阳病,发热、汗出者,此为荣弱卫强,故使汗出。欲救邪风者,宜桂枝汤
	伤寒,大下后复汗,心下痞恶寒	当先解表,先表后里法	心下痞,恶寒		太阳病 （164）	伤寒大下后复发汗,心下痞,恶寒者,表未解也。不可攻痞。当先解表,表解乃可攻痞;解表宜桂枝汤
	阳明病,脉迟汗多微恶寒,表未解	可发汗	汗出多,微恶寒	迟	阳明病 （234）	阳明病脉迟,汗出多,微恶寒者,表未解也,可发汗,宜桂枝汤
	阳明病,烦热如疟脉浮虚,宜发汗	桂枝汤与承气汤用法之比较。阳明病可攻与不可攻辨	烦热如疟状,日晡发热	浮虚	阳明病 （240）	病人烦热,汗出则解。又如疟状,日晡所发热者,属阳明也。脉实者,宜下之;脉浮虚者,宜发汗。下之与大承气汤,发汗宜桂枝汤

（续　表）

方号 方名	经方要义		脉证		篇名与 条文号	经文节录
	主治	附注	证候	脉象		
	太阴病脉浮者，太阴经表证治	宜发汗解肌		浮	太阴病（276）	太阴病，脉浮者，可发汗，宜桂枝汤
	下利腹胀身痛，先温里用四逆汤，后攻表用桂枝汤	先温里后攻表法，里寒与表邪之治则	下利，腹胀满，身疼痛		厥阴病（372）《金匮》下利（36）	下利腹胀满，身体疼痛者，先温其里，乃攻其表。温里宜四逆汤，攻表宜桂枝汤
	霍乱吐利止，而身痛不休	消息和解其外	身痛不休		霍乱病（387）	吐利止而身痛不休者，当消息和解其外，宜桂枝汤小和之
（1）桂枝汤	妊娠，渴（呕）不能食，血聚以养胎，脾胃升降失和	调阴阳和气血	妊娠渴（呕）不能食	平脉阴脉小弱	《金匮》妇人妊娠病一	师曰：妇人得平脉，阴脉小弱，其人渴（一作呕），不能食，无寒热，名妊娠，桂枝汤主之。于法六十日当有此证，设有医治逆者，却一月，加吐下者，则绝之
	产后风，数十日不解，阳旦证续在，仍应从表治	解肌以调和营卫，阳旦汤即桂枝汤，病虽久而表未解，有斯证则用斯药，另有加附子、黄芩之说，需随机辨证施治	产后风数十日，头微痛，恶寒，时时有热，心下闷，干呕，汗出		《金匮》妇人产后病八	产后风，续之数十日不解，头微痛恶寒，时时有热，心下闷，干呕汗出，虽久，阳旦证续在耳，与阳旦汤（即桂枝汤）
（2）桂枝加葛根汤	中风项背强几几，太阳病经输不利	解肌兼顾津液	项背强几几，汗出，恶风		太阳病（14）	太阳病，项背强几几，反汗出恶风者，桂枝加葛根汤主之

(续　表)

方号 方名	经方要义		脉证		篇名与 条文号	经文节录
	主治	附注	证候	脉象		
(3) 桂枝 加附 子汤	太阳病大汗亡阳，表未解者	解肌兼回表阳	漏汗不止，恶风，小便难，四肢微急难屈伸		太阳病 (20)	太阳病，发汗，遂漏不止，其人恶风，小便难，四肢微急，难以屈伸者，桂枝加附子汤主之
(4) 桂枝 去芍 药汤	太阳病误下后，邪陷于胸，气滞胸满	去芍药专方驱邪	胸满	促	太阳病 (21)	太阳病，下之后，脉促、胸满者，桂枝去芍药汤主之
(5) 桂枝去 芍药加 附子汤	太阳病误下后，邪陷于胸，气滞胸满兼微恶寒。阳虚	去芍药专方驱邪兼回表阳	胸满，微恶寒	促	太阳病 (22)	若除上述见证外，更见微恶寒者，桂枝去芍药加附子汤主之
(6) 桂枝 麻黄 各半 汤	太阳病八九日，如疟状面有热色。太阳小邪不解，用麻黄汤过峻，而桂枝汤又缓	小汗法，解皮表兼肌表之邪。护正祛邪	如疟日二三发，发热恶寒，热多寒少，清便欲自可，面有热色，不得汗身痒		太阳病 (23)	太阳病，得之八九日，如疟状，发热恶寒，热多寒少，其人不呕，清便欲自可，一日二三度发，脉微缓者，为欲愈也；脉微而恶寒者，此阴阳俱虚，不可更发汗、更下、更吐也；面色反有热色者，未欲解也，以其不能得小汗出，身必痒，宜桂枝麻黄各半汤
(7) 桂枝 二麻 黄一 汤	服桂枝汤大汗出，形似疟日再发，太阳小邪不解，桂枝汤证较重	小汗法，解皮表兼肌表之邪，护正祛邪	似疟日再发		太阳病 (25)	服桂枝汤，大汗出，脉洪大者，与桂枝汤，如前法。若形似疟，日再发者，汗出必解，宜桂枝二麻黄一汤

（续　表）

方号 方名	经方要义		脉证		篇名与 条文号	经文节录
	主治	附注	证候	脉象		
(8) 白 虎 加 人 参 汤	服桂枝汤大汗出后，大烦渴，脉洪大，热盛气阴不足	清里热，回胃阴	大烦渴不解	洪大	太阳病 (26)	服桂枝汤，大汗出后，大烦渴不解，脉洪大者，白虎加人参汤主之
	伤寒吐下后，大烦渴，时时恶风，表里俱热，气津两伤	清里热，回胃阴	表里俱热，时时恶风，大渴欲饮，舌干燥而烦		太阳病 (168)	伤寒若吐若下后，七八日不解，热结在里，表里俱热，时时恶风、大渴、舌上干燥而烦、欲饮水数升者，白虎加人参汤主之
	伤寒表无大热，烦渴，背微恶寒	清里热，回胃阴	无大热，口燥渴，心烦，背微恶寒		太阳病 (169)	伤寒无大热、口燥渴、心烦、背微恶寒者，白虎加人参汤主之
	渴欲饮水，无表证者	清里热，回胃阴	渴欲饮水		太阳病 (170)	伤寒脉浮、发热、无汗、其表不解，不可与白虎汤。渴欲饮水，无表证者，白虎加人参汤主之
	阳明病，口干舌燥，渴欲饮水，热在中焦，伤津耗气	清里热，回胃阴	咽燥口苦，腹满而喘，发热，汗出，不恶寒，反恶热，身重，渴欲饮水，口干舌燥	浮而紧	阳明病 （221） （222） （223）	阳明病，脉浮而紧，咽燥、口苦，腹满而喘，发热汗出，不恶寒反恶热，身重。若发汗则躁，心愦愦，反谵语；若加温针，必怵惕烦躁不得眠；若下之，则胃中空虚，客气动膈，心中懊侬。舌上苔者，栀子豉汤主之。若渴欲饮水，口干舌燥者，白虎加人参汤主之。若脉浮、发热、渴欲饮水、小便不利者，猪苓汤主之。（阳明病，汗出多而渴者，不可与猪苓汤）

（续 表）

方号 方名	经方要义		脉证		篇名与 条文号	经文节录
	主治	附注	证候	脉象		
（8） 白虎 加人 参汤	渴欲饮水，口干舌燥，肺胃热盛，灼伤津液	清热止渴，以治上消	渴欲饮水，口干舌燥		《金匮》 消渴 （12）	渴欲饮水，口干舌燥者，白虎加人参汤主之
	暍病，汗出恶寒，身热而渴，夏暑发自阳明	清热益气，生津止渴	汗出恶寒，身热，渴		《金匮》 痉湿暍 （26）	太阳中热者，暍是也，汗出恶寒，身热而渴，白虎加人参汤主之
（9） 桂枝 二越 婢一 汤	桂枝汤证，兼里有热，脉微弱者	解表清里，以和气血	发热恶寒，热多寒少	微弱	太阳病 （27）	太阳病，发热恶寒，热多寒少，脉微弱者，此无阳也。不可发汗，宜桂枝二越婢一汤
（10） 桂枝 去桂 加茯 苓白 术汤	桂枝汤证兼心下满微痛，小便不利，太阳病腑证	水能化气，气能行水，利小便即所以发汗	头项强痛，翕翕发热，无汗，心下满微痛，小便不利		太阳病 （28）	服桂枝汤，或下之，仍头项强痛、翕翕发热、无汗、心下满微痛、小便不利者，桂枝去桂加茯苓白术汤主之
（11） 甘草 干姜 汤	桂枝误发少阴之汗，阳虚厥逆，阴伤咽干，知犯何逆随证治之，阴阳两虚先复其阳	温脾肺，回胃阳，行津液（辛甘化阳）	厥，咽中干，烦躁，吐逆		太阳病 （29）	伤寒脉浮、自汗出、小便数、心烦微恶寒、脚挛急，反与桂枝，欲攻其表，此误也。得之便厥、咽中干、烦躁吐逆者，作甘草干姜汤与之，以复其阳；若厥愈足温者，更作芍药甘草汤与之，其脚即伸；若胃气不和，谵语者，少与调胃承气汤；若重发汗，复加烧针者，四逆汤主之

（续　表）

方号 方名	经方要义		脉证		篇名与 条文号	经文节录
	主治	附注	证候	脉象		
（11） 甘草 干姜 汤	肺痿，吐涎 沫，不渴者， 肺中冷	温上寒以制 下虚	吐涎沫，遗尿 小便数，眩		《金匮》 肺痿肺 痈（5）	肺痿吐涎沫而不咳者，其 人不渴，必遗尿，小便数。 所以然者，以上虚不能制 下故也。此为肺中冷，必 眩，多涎唾，甘草干姜汤 以温之。若服汤已渴者， 属消渴
（12） 芍药 甘草 汤	下肢拘挛， 津血不足	和阴血（酸 甘化阴）	脚挛急		太阳病 （29）	详见前太阳病之甘草干 姜汤
（13） 调胃 承气 汤	胃气不和， 谵语者	微和胃气	谵语		太阳病 （29）	详见前太阳病之甘草干 姜汤
	表证汗后， 不恶寒但热 者，实也	去实和胃	但热		太阳病 （70）	发汗后，恶寒者，虚故也； 不恶寒，但热者，实也，当 和胃气，与调胃承气汤
	虚人里实， 脉阳盛阴虚 者	下之和胃		阴微	太阳病 （94）	太阳病未解，脉阴阳俱 停，必先振栗，汗出而解； 但阳脉微者，先汗出而 解；但阴脉微者，下之而 解。若欲下之，宜调胃承 气汤
	丸药下后， 下利不止， 脉调和者， 内实也	下以去实	谵语，自下利	调和	太阳病 （105）	伤寒十三日不解，过经， 谵语者，以有热也，当以 汤下之。若小便利者，大 便当鞕，而反下利，脉调 和者，知医以丸药下之， 非其治也。若自下利者， 脉当微厥，今反和者，此 为内实也，调胃承气汤主 之

方号方名	经方要义		脉证		篇名与条文号	经文节录
	主治	附注	证候	脉象		
（13）调胃承气汤	太阳病误吐下，胃气逆而呕者	调胃承气汤，为吐下后之善后方	心下温温欲吐，胸中痛，腹微满，大便反溏，郁郁微烦，呕		太阳病（123）	太阳病，过经十余日，心下温温欲吐而胸中痛，大便反溏，腹微满，郁郁微烦。先此时自极吐下者，与调胃承气汤；若不尔者，不可与；但欲呕、胸中痛、微溏者，此非柴胡汤证，以呕故知极吐下也
	阳明病可下之轻证，重实心烦	泻热除烦	心烦		阳明病（207）	阳明病，不吐、不下、心烦者，可与调胃承气汤
	太阳病汗后，阳明胃燥，蒸蒸发热	除里燥实	蒸蒸发热		阳明病（248）	太阳病三日，发汗不解，蒸蒸发热者，属胃也，调胃承气汤主之
	伤寒吐后伤津，腹胀满	和胃除满	腹胀满		阳明病（249）	伤寒吐后，腹胀满者，与调胃承气汤
（14）四逆汤	伤寒重汗烧针，亡里阳	扶阳以救阴			太阳病（29）	详见甘草干姜汤。伤寒若重发汗，复加烧针者，四逆汤主之
	里寒，下利清谷（身疼痛者）	先温后汗，先里后表法	下利清谷不止，身疼痛		太阳病（91）	伤寒，医下之，续得下利清谷不止，身疼痛者，急当救里；后身疼痛，清便自调者，急当救表。救里宜四逆汤，救表宜桂枝汤
	表病脉反沉，虚人病表	当救其里	发热，头痛，身痛	反沉	太阳病（92）	病发热，头痛，脉反沉，若不瘥，身体疼痛，当救其里，宜四逆汤
	脉浮而迟，下利清谷，表热里寒	温里散寒	表热里寒，下利清谷	浮而迟	阳明病（225）	脉浮而迟，表热里寒，下利清谷者，四逆汤主之

（续　表）

方号 方名	经方要义		脉证		篇名与 条文号	经文节录
	主治	附注	证候	脉象		
	太阴病自利不渴，藏寒	四逆辈温藏寒法	藏寒自利		太阴病 （277）	自利、不渴者属太阴，以其藏有寒故也，当温之。宜服四逆辈
	少阴病脉沉者，阳虚寒化证	急温其里		沉	少阴病 （323）	少阴病，脉沉者，急温之，宜四逆汤
	少阴病，饮食入口则吐，欲吐复不能吐，胸上有寒饮	胸中寒，不可下当吐之；膈上寒饮，不可吐当温之	饮食入口则吐，心中温温欲吐不能，手足寒，干呕	弦迟	少阴病 （324）	少阴病，饮食入口则吐；心中温温欲吐，复不能吐。始得之，手足寒、脉弦迟者，此胸中实，不可下也，当吐之；若膈上有寒饮，干呕者，不可吐也，当温之，宜四逆汤
（14） 四逆汤	大汗后，亡阳厥利	温经散寒，回阳敛汗	大汗热不去，内拘急下利，四肢疼厥逆，恶寒		厥阴病 （353）	大汗出，热不去，内拘急，四肢疼，又下利厥逆而恶寒者，四逆汤主之
	大汗大下利，阳虚寒厥者	回阳退阴	大汗，大下利，厥冷		厥阴病 （354）	大汗，若大下利而厥冷者，四逆汤主之
	呕而身热见厥，里寒外热	温里回阳	呕厥，小便复利，身有微热	弱	厥阴病 （377） 《金匮》 呕吐哕 （14）	呕而脉弱，小便复利，身有微热，见厥者，难治，四逆汤主之
	下利腹胀满，脾虚寒兼表，身体疼痛者	先温里后解表，先里后表法	下利，腹胀满，身疼痛		厥阴病 （372） 《金匮》 下利 （36）	下利腹胀满，身体疼痛者，先温其里，乃攻其表。温里宜四逆汤，攻表宜桂枝汤

（续　表）

方号方名	经方要义		脉证		篇名与条文号	经文节录
	主治	附注	证候	脉象		
（14）四逆汤	阳虚吐利，手足厥冷	温中培土，启下焦生阳	吐利汗出，发热恶寒，四肢拘急，手足厥冷		霍乱（388）	吐利汗出，发热恶寒，四肢拘急，手足厥冷者，四逆汤主之
	吐利后汗多清谷，脉欲绝，内寒外热	挽救真阳，以防虚脱	既吐且利，小便复利，大汗出，下利清谷，内寒外热	微欲绝	霍乱（389）	既吐且利，小便复利而大汗出，下利清谷，内寒外热，脉微欲绝者，四逆汤主之
（15）葛根汤	太阳病，项背强几几无汗者，邪客太阳经输	解表发汗，升津舒经	项背强几几，恶风，无汗		太阳病（31）	太阳病，项背强几几，无汗，恶风，葛根汤主之
	太阳、阳明合病，自下利者	解表止利法	自下利		太阳病（32）	太阳与阳明合病者，必自下利，葛根汤主之
	欲作刚痉，风寒束表，津液不足，筋脉拘急	解表，兼顾津液	无汗，小便反少，气上冲胸，口噤不语，欲作刚痉		《金匮》痉湿暍（12）	太阳病，无汗，而小便反少，气上冲胸，口噤不得语，欲作刚痉，葛根汤主之
（16）葛根加半夏汤	太阳、阳明合病，不下利但呕	解表止呕法	呕		太阳病（33）	太阳与阳明合病，不下利，但呕者，葛根加半夏汤主之
（17）葛根加黄芩黄连汤	桂枝证误下，利不止，脉促，喘而汗出者，外邪兼里热	解表、清热止利法	利不止，喘汗出	促	太阳病（34）	太阳病，桂枝证，医反下之，利遂不止，脉促者，表未解也；喘而汗出者，葛根黄芩黄连汤主之

（续　表）

方号方名	经方要义		脉证		篇名与条文号	经文节录
	主治	附注	证候	脉象		
	伤寒，寒邪由卫入营，表实	开表逐邪发汗法，辛温发汗之峻剂	头痛，发热，身疼，腰痛，骨节疼痛，恶风，无汗，喘		太阳病(35)	太阳病，头痛，发热，身疼，腰痛，骨节疼痛，恶风，无汗而喘者，麻黄汤主之
	太阳、阳明合病，喘而胸满	开表逐邪发汗法，辛温发汗之峻剂	喘而胸满		太阳病(36)	太阳与阳明合病，喘而胸满者，不可下，宜麻黄汤
	太阳病十日脉浮	仍发汗驱邪		浮	太阳病(37)	太阳病，十日以去，脉浮细而嗜卧者，外已解也。(设胸满胁痛者，与小柴胡汤。)脉但浮者，与麻黄汤
(18)麻黄汤	太阳伤寒，八九日表证仍在	仍发汗驱邪，解表除热法	无汗，发热，身疼痛	浮紧	太阳病(46)	太阳病，脉浮紧，无汗，发热，身疼痛，八九日不解，表证仍在，此当发其汗。(服药已微除，其人发烦目瞑，剧者必衄，衄乃解。所以然者，阳气重故也。)麻黄汤主之
	脉浮者病在表	仍发汗驱邪，解表除热法		浮	太阳病(51)	脉浮者，病在表，可发汗，宜麻黄汤
	脉浮数者病在表	仍发汗驱邪，解表除热法		浮数	太阳病(52)	脉浮而数者，可发汗，宜麻黄汤
	伤寒，衄后表仍不解	仍可发汗解表，发越营中之邪	衄	浮紧	太阳病(55)	伤寒脉浮紧，不发汗，因致衄者，麻黄汤主之
	阳明病表不解，脉浮无汗而喘	阳明重感，发汗则愈	无汗而喘	浮	阳明病(235)	阳明病，脉浮，无汗而喘者，发汗则愈，宜麻黄汤

（续　表）

方号方名	经方要义		脉证		篇名与条文号	经文节录
	主治	附注	证候	脉象		
（18）麻黄汤	阳明中风，病过十日脉但浮	仍发汗解表（三阳合病而发太阳之汗法）		浮	阳明病（231）	阳明中风，脉弦浮大，而短气，腹部满，胁下及心痛，久按之，气不通，鼻干，不得汗，嗜卧，一身及目悉黄，小便难，有潮热，时时哕，耳前后肿，刺之小瘥，外不解。病过十日，脉续浮者，与小柴胡汤。脉但浮，无余证者，与麻黄汤。若不尿，腹满加哕者，不治
（19）大青龙汤	麻黄汤证，兼见烦躁者，外寒内热	清里热，解表邪（表里兼治）	发热恶寒，身疼痛，不汗出而烦躁	浮紧	太阳病（38）	太阳中风，脉浮紧，发热，恶寒，身疼痛，不汗出而烦躁者，大青龙汤主之；若脉微弱，汗出恶风者，不可服之，服之则厥逆，筋惕肉瞤，此为逆也
	上证而时见身重	清里热，兼发汗	身重乍轻	浮缓	太阳病（39）	伤寒，脉浮缓，身不疼，但重，乍有轻时，无少阴证者，大青龙汤发之
	溢饮	发汗驱饮法	水流四肢，身体疼重		《金匮》痰饮（23）	病溢饮者，当发其汗，大青龙汤主之，小青龙汤亦主之
（20）小青龙汤	伤寒表不解，心下有水气，呕热咳喘，外寒内饮	解表散水（表里兼治）	心下有水气，干呕，发热，咳，或渴，或利，或噎，或小便不利，少腹满，或喘		太阳病（40）	伤寒，表不解，心下有水气，干呕，发热而咳，或渴，或利，或噎，或小便不利，少腹满，或喘者，小青龙汤主之
	伤寒表不解，心下有水气	解表散水	心下有水气，咳而微喘，发热		太阳病（41）	伤寒，心下有水气，咳有微喘，发热不渴。服汤已，渴者，此寒去欲解也，小青龙汤主之

(续　表)

方号 方名	经方要义		脉证		篇名与 条文号	经文节录
	主治	附注	证候	脉象		
(20) **小 青 龙 汤**	溢饮	解表散水 （大青龙汤 亦主之）	水流四肢,身 体疼重		《金匮》 痰　饮 (23)	病溢饮者,当发其汗。大 青龙汤主之,小青龙汤亦 主之
	支饮,咳逆 倚息,不得 卧	祛风邪,逐 痰饮	咳逆,倚息不 得卧		《金匮》 痰　饮 (35)	咳逆倚息,不得卧,小青 龙汤主之。青龙汤下已, 多唾口燥,寸脉沉,尺脉 微,手足厥逆,气从小腹 上冲胸咽,手足痹,其面 翕热如醉状,因复下流阴 股,小便难,时复冒者,与 茯苓桂枝五味甘草汤,治 其气冲。冲气即低,而反 更咳,胸满者,用桂苓五 味甘草汤,去桂,加干姜、 细辛,治其咳满。咳满即 止,而更复渴,冲气复发 者,以细辛、干姜为热药 也。服之当遂渴,而渴反 止者,为支饮也。支饮 者,法当冒,冒者必呕,呕 者复内半夏以去其水。 水去呕止,其人形肿者, 加杏仁主之;其证应内麻 黄,以其人遂痹,故不内 之。若逆而内之者,必 厥。所以然者,以其人血 虚,麻黄发其阳故也。若 面热如醉,此为胃热,上 冲熏其面,加大黄以利之
	吐涎沫,上 焦寒饮	温散寒饮	吐涎沫,心下 痞		《金匮》 妇人杂 病(7)	妇人吐涎沫,医反下之, 心下即痞,当先治其吐涎 沫,小青龙汤主之。涎沫 止,乃治痞,泻心汤主之

（续　表）

方号 方名	经方要义		脉证		篇名与 条文号	经文节录
	主治	附注	证候	脉象		
（21） 桂枝 加厚 朴杏 子汤	桂枝汤证，下之微喘	解表，兼利肺气	微喘		太阳病 （43）	太阳病，下之微喘者，表未解故也，桂枝加厚朴杏子汤主之
	喘家中风				太阳病 （18）	喘家，作桂枝汤，加厚朴、杏子佳
（22） 干姜 附子 汤	下后复汗亡阳，昼日烦躁，夜而安静	急回阳以退阴，使阴阳自和法	昼日烦躁，不得眠，身无大热	沉微	太阳病 （61）	下之后，复发汗，昼日烦躁不得眠，夜而安静，不呕，不渴，无表证，脉沉微，身无大热者，干姜附子汤主之
（23） 新加 汤	汗后亡阴，身疼，脉沉迟	培本生津	身疼痛	沉迟	太阳病 （62）	发汗后，身疼痛，脉沉迟者，桂枝加芍药生姜各一两人参三两新加汤主之
（24） 麻杏 石甘 汤	汗后，汗出而喘，无大热	清热利肺	汗出，喘，无大热		太阳病 （63）	发汗后，不可更行桂枝汤。汗出而喘，无大热者，可与麻黄杏子甘草石膏汤
	下后，汗出而喘，无大热	清热利肺	汗出，喘无大热		太阳病 （162）	下后，不可更行桂枝汤；汗出而喘，无大热者，可与麻黄杏子甘草石膏汤
（25） 桂枝 甘草 汤	发汗过多，心悸喜按	保心神和中土	心下悸欲按，叉手自冒心		太阳病 （64）	发汗过多，其人又手自冒心，心下悸，欲得按者，桂枝甘草汤主之
（26） 苓桂 枣甘 汤	汗后，欲作奔豚，心阳虚，水气上犯	防水邪乘虚上逆	脐下悸欲作奔豚		太阳病 （65） 《金匮》 奔　豚 （4）	发汗后，其人脐下悸者，欲作奔豚，茯苓桂枝甘草大枣汤主之。（《金匮》奔豚病篇第四条同此，无"其人"二字）

(续　表)

方号方名	经方要义		脉证		篇名与条文号	经文节录
	主治	附注	证候	脉象		
(27)厚朴生姜半甘参汤	汗后腹胀满,脾胃气伤,运转失职,气机壅滞	健脾和胃,行滞除满	腹胀满		太阳病(66)	发汗后,腹胀满者,厚朴生姜半夏甘草人参汤主之
(28)苓桂术甘汤	伤寒若吐若下后,损伤脾胃之阳,中虚水气上冲	温阳降冲,化饮利水。温药和之之法	心下逆满,气上冲胸,起则头眩,身振振摇	沉紧	太阳病(67)	伤寒,若吐,若下后,心下逆满,气上冲胸,起则头眩,脉沉紧,发汗则动经,身为振振摇者,茯苓桂枝白术甘草汤主之
	心下痰饮胸满目眩	温脾,消饮,止冲	心下有痰饮,胸胁支满,目眩		《金匮》痰饮(16)(15)	心下有痰饮,胸胁支满,目眩,苓桂术甘汤主之。(病痰饮者,当以温药和之)
	短气微饮	培土行水,湿从小便去	短气,有微饮		《金匮》痰饮(17)	夫短气有微饮,当从小便去之,苓桂术甘汤主之;肾气丸亦主之
(29)芍药甘草附子汤	发汗致虚,反恶寒者	扶阳和阴法	反恶寒		太阳病(68)	发汗病不解,反恶寒者,虚故也,芍药甘草附子汤主之
(30)茯苓四逆汤	汗下后病不解,阴阳俱虚,昼夜烦躁	扶肾阳和里阴,安内攘外法	烦躁		太阳病(69)	发汗,若下之,病仍不解,烦躁者,茯苓四逆汤主之
(31)五苓散	消渴,小便不利(太阳蓄水证)	利肾以行里水	小便不利,微热,消渴	浮	太阳病(71)	太阳病,发汗后,大汗出,胃中干,烦躁不得眠,欲得饮水者,少少与饮之,令胃气和则愈;若脉浮,小便不利,微热,消渴者,五苓散主之

方号方名	经方要义		脉证		篇名与条文号	经文节录
	主治	附注	证候	脉象		
（31）五苓散	伤寒汗出而渴（太阳蓄水证）	利水以布津液	汗出渴		太阳病（73）	伤寒，汗出而渴者，五苓散主之；不渴者，茯苓甘草汤主之
	脉浮数，烦渴者（蓄水证）	解表散水，以清里热	烦渴	浮数	太阳病（72）	发汗已，脉浮数、烦渴者，五苓散主之
	水逆	除胃水，气化运行内外，郁闭自解	发热，烦渴欲饮水，水入则吐		太阳病（74）《金匮》消渴（5）	中风发热，六七日不解而烦，有表里证，渴欲饮水，水入则吐者，名曰水逆，五苓散主之
	冷水噀灌之变证，表证不解，阳郁于里，水停不化	解表里湿热	弥更益烦，肉上粟起，欲饮不渴		太阳病（141）	病在阳，应以汗解之，反以冷水噀之。若灌之，其热被劫不得去弥更益烦，肉上粟起，意欲饮水，反不渴者，服文蛤散；若不瘥者，与五苓散；寒实结胸，无热证者，与三物小陷胸汤，白散亦可服
	痞不解，渴而小便不利者（水痞）	水蓄作痞，津液不布	心下痞，渴，口燥烦，小便不利		太阳病（156）	本以下之，故心下痞，与泻心汤，痞不解。其人渴而口燥烦，小便不利者，五苓散主之
	太阳病误下，心下痞渴者，停饮蓄水证，当化气利水	水蓄作痞，津液不布	发热，汗出，恶寒，心下痞，渴	寸缓关浮尺弱	阳明病（244）	太阳病，寸缓、关浮、尺弱，其人发热汗出，复恶寒，不呕，但心下痞者。此以医下之也。（如其不下者，病人不恶寒而渴者，此转属阳明也。小便数者，大便必鞕，不更衣十日，无所苦也。渴欲饮水，少少与之）但以法救之。渴者，宜五苓散

方号 方名	经方要义		脉证		篇名与 条文号	经文节录
	主治	附注	证候	脉象		
(31) 五苓散	霍乱，热多欲饮水（湿霍乱）	散湿热，以行津液	头痛身疼痛，热多，欲饮水		霍乱 (386)	霍乱，头痛，发热，身疼痛，热多欲饮水者，五苓散主之；寒多不用水者，理中丸主之
	吐涎沫，而癫眩	水逆于中兼于下，与肾阳虚欲作奔豚不同	脐下悸，吐涎沫，癫眩		《金匮》痰饮 (31)	假令瘦人，脐下有悸，吐涎沫而癫眩，此水也，五苓散主之
	小便不利，微热消渴	直利小便，发汗法	小便不利，微热，消渴	浮	《金匮》消渴小便不利 (4)	脉浮，小便不利，微热，消渴者，宜利小便，发汗，五苓散主之
(32) 茯苓甘草汤	水饮在中焦，汗出不渴者	散水，兼降胃逆	汗出，不渴		太阳病 (73)	伤寒，汗出而渴者，五苓散主之；不渴者，茯苓甘草汤主之
	水饮在中焦，厥而心下悸（心下水气致厥）	行水回阳	厥，心下悸		厥阴病 (356)	伤寒厥而心下悸，宜先治水，当服茯苓甘草汤，却治其厥，不尔，水渍入胃，必作利也
(33) 栀子豉汤	汗吐下后，虚烦不得眠，或心中懊侬（火郁于胸）	清上焦虚热	虚烦不得眠，反复颠倒，心中懊侬		太阳病 (76)	发汗吐下后，虚烦不得眠，若剧者，必反复颠倒，心中懊侬，栀子豉汤主之；若少气者，栀子甘草豉汤主之；若呕者，栀子生姜豉汤主之
	汗下后，胸中窒者（气不利）	清上焦虚热	胸中窒，烦热		太阳病 (77)	发汗，若下之，而烦热，胸中窒者，栀子豉汤主之
	伤寒大下后，心中结痛者（血不利）	清上焦虚热	身热不去，心中结痛		太阳病 (78)	伤寒五六日，大下之后，身热不去，心中结痛者，未欲解也，栀子豉汤主之

（续　表）

方号 方名	经方要义		脉证		篇名与 条文号	经文节录
	主治	附注	证候	脉象		
（33） 栀子 豉汤	阳明病下后，心中懊恼，热郁胸膈	清上焦虚热	咽燥口苦，腹满而喘，发热汗出，不恶寒反恶热，身重，心中懊恼，舌上苔者	浮而紧	阳明病 （221） （222） （223）	阳明病，脉浮而紧，咽燥，口苦，腹满而喘，发热汗出，不恶寒反恶热，身重若发汗则躁，心愦愦反谵语；若加温针，必怵惕烦躁不得眠；若下之，则胃中空虚，客气动膈，心中懊恼，舌上苔者，栀子豉汤主之。若渴欲饮水，口干舌燥者，白虎加人参汤主之 若脉浮，发热，渴欲饮水，小便不利者，猪苓汤主之
	阳明病下后，心中懊恼，热郁胸膈	清上焦虚热	其外有热，手足温，心中懊恼，饥不能食，但头汗出		阳明病 （228）	阳明病，下之，其外有热，手足温，不结胸，心中懊恼，饥不能食，但头汗出者，栀子豉汤主之
	下利后更烦	清上焦虚热	按之心下濡，虚烦		厥阴病 （375） 《金匮》 下利 （44）	下利后更烦，按之心下濡者，为虚烦也，宜栀子豉汤
	病人旧微溏者不可服	禁忌证			太阳病 （81）	病人旧微溏者，不可与服之
（34） 栀子 甘草 汤	栀子豉汤证兼少气者	清上焦虚热，兼益气和中	心中懊恼，虚烦不得眠，少气		太阳病 （76）	详见栀子豉汤若少气者
（35） 栀子 生姜 汤	栀子豉汤证兼呕者	清上焦虚热，兼降逆止呕	心中懊恼，虚烦不得眠，呕		太阳病 （76）	详见栀子豉汤若呕者

(续　表)

方号 方名	经方要义		脉证		篇名与 条文号	经文节录
	主治	附注	证候	脉象		
(36) 栀子 厚朴 汤	伤寒下后，心烦腹满，卧起不安	治上虚烦，下实热	心烦，腹满，卧起不安		太阳病 (79)	伤寒下后，心烦，腹满，卧起不安者，栀子厚朴汤主之
(37) 栀子 干姜 汤	伤寒丸药下后，身热虚烦	清胸热，温胃寒	身热，微烦		太阳病 (80)	伤寒，医以丸药大下之，身热不去，微烦者，栀子干姜汤主之
(38) 真 武 汤	虚人误汗，阳虚水动	温经燥土，胜湿利水	发热，心下悸，头眩，身瞤动		太阳病 (82)	太阳病发汗，汗出不解。其人仍发热，心下悸，头眩，身瞤动，振振欲擗地者，真武汤主之
	肾阳衰微，水气为患	温经燥土，胜湿利水	腹痛自下利，小便不利，或利，四肢沉重疼痛，或咳或呕或下利		少阴病 (316)	少阴病，二三日不已，至四五日，腹痛，小便不利，四肢沉重疼痛，自下利者，此为有水气，其人或咳，或小便利，或下利，或呕者，真武汤主之
(39) 小 柴 胡 汤	邪传少阳，往来寒热，胸胁苦满，默默不欲饮食，心烦喜呕，病在半表半里	和解少阳，寒热并用，攻补兼施，疏利三焦，调达上下，宣通内外，运行气血	往来寒热，胸胁苦满，默默不欲饮食，心烦喜呕，或胸中烦不呕，或腹中痛，或胁下痞鞕，或心下悸，小便不利，或不渴身有微热，或咳者		太阳病 (96)	伤寒五六日中风，往来寒热，胸胁苦满，默默不欲饮食，心烦喜呕，或胸中烦而不呕，或渴，或腹中痛，或胁下痞鞕，或心下悸，小便不利，或不渴，身有微热，或咳者，小柴胡汤主之

方号方名	经方要义		脉证		篇名与条文号	经文节录
	主治	附注	证候	脉象		
（39）小柴胡汤	气血虚衰，邪中少阳，结于胁下，邪正纷争。肝胆脾胃失和	和解少阳，寒热并用，攻补兼施	往来寒热（胸满胁痛），默默不欲饮食，（心烦）喜呕		太阳病（97）	血弱气尽，腠理开，邪气因入，与正气相搏，结于胁下。正邪纷争，往来寒热，休作有时，默默不欲饮食，藏府相连，其痛必下，邪高痛下，故使呕也，小柴胡汤主之。（服汤已渴者，属阳明，以法治之）
	太阳转少阳，胸满胁痛者	和解少阳，寒热并用，攻补兼施	嗜卧，胸满，胁痛	浮细	太阳病（37）	太阳病，十日已去，脉浮细而嗜卧者，外已解也。设胸满胁痛者，与小柴胡汤。（脉但浮者，与麻黄汤）
	有阴证机转者，不可与（湿饮所伤证似少阳）	禁忌证		迟浮弱	太阳病（98）	得病六七日，脉迟浮弱，恶风寒，手足温，医二三下之，不能食而胁下满痛，面目及身黄，颈项强，小便难者，与柴胡汤，后必下重。本渴饮水而呕者，柴胡汤不中与也，食谷者哕
	三阳合病，治取少阳	和解少阳，太阳之邪得从外解，阳明之热可从里清	身热，恶风，颈项强胁下满，手足温而渴		太阳病（99）	伤寒四五日，身热，恶风，颈项强，胁下满，手足温而渴者，小柴胡汤主之
	有柴胡证而里虚者（少阳挟虚）	中气已健，再行和解	腹中急痛		太阳病（100）	伤寒，阳脉涩，法当腹中急痛，先与小建中汤；不瘥者，小柴胡汤主之
	伤寒中风，但见柴胡一证者不必悉具				太阳病（101）	伤寒中风，有柴胡证，但见一证便是，不必悉具。凡柴胡汤病证而下之，若柴胡证不罢者，复与柴胡汤，必蒸蒸而振，却复发热汗出而解

（续　表）

方号 方名	经方要义		脉证		篇名与 条文号	经文节录
	主治	附注	证候	脉象		
	少阳病兼阳明病	与本汤和之（先外后内法）			太阳病（103）	太阳病，过经十余日，反二三下之。后四五日，柴胡证仍在者，先与小柴胡。呕不止，心下急，郁郁微烦者为未解也，与大柴胡汤下之则愈
	少阳病兼阳明病丸药下后微利者	与本汤先解外后加芒硝（通因通用法）	胸胁满，呕，日晡潮热，微利		太阳病（104）	伤寒十三日不解，胸胁满而呕，日晡所发潮热，已而微利。此本柴胡证，下之以不得利；今反利者，知医以丸药下之，此非其治也。潮热者，实也。先宜服小柴胡汤以解外，后以柴胡加芒硝汤主之
(39) 小柴胡汤	经水适断如疟（热入血室）	清上焦以除血结	寒热发作有时如疟状，经水适断		太阳病（144）《金匮》妇人杂病(1)	妇人中风，七八日续得寒热，发作有时，经水适断者，此为热入血室，其血必结，故使如疟状发作有时，小柴胡汤主之
	病在半表半里，阳微结，似少阴证者，头汗出知非少阴证	和解少阳，上焦得通，津液得下，胃气因和	头汗出，微恶寒，手足冷，心下满，口不欲食，大便鞕	细	太阳病（148）	伤寒五六日，头汗出，微恶寒，手足冷，心下满，口不欲食，大便鞕，脉细者，此为阳微结，必有表，复有里也。脉沉，亦在里也。（汗出，为阳微；假令纯阴结，不得复有外证，悉入在里，此为半在里半在外也。脉虽沉紧，不得为少阴病。所以然者，阴不得有汗，今头汗出，故知非少阴也）可与小柴胡汤。设不了了者，得屎而解

（续 表）

方号方名	经方要义		脉证		篇名与条文号	经文节录
	主治	附注	证候	脉象		
（39）小柴胡汤	呕而发热，下后柴胡证仍在者	战汗而解	呕而发热（柴胡证仍在）		太阳病（149）	伤寒五六日，呕而发热者，柴胡证具，而以他药下之，柴胡证仍在者，复与柴胡汤。此虽已下之，不为逆，必蒸蒸而振，却发热汗出而解。（若心下满而鞕痛者，此为结胸也，大陷胸汤主之；但满而不痛者，此为痞，柴胡不中与之，宜半夏泻心汤）
	阳明病，热未成实，胸胁满不去者，少阳之邪犹在	先和解上焦	发潮热，大便溏，小便自可，胸胁满不去		阳明病（229）	阳明病，发潮热，大便溏，小便自可，胸胁满不去者，与小柴胡汤
	阳明病，热未成实，胁下鞕满，病属少阳	宣通上焦	胁下鞕满，不大便而呕，舌上白苔		阳明病（230）	阳明病，胁下鞕满，不大便而呕，舌上白苔者，可与小柴胡汤。上焦得通，津液得下，胃气因和，身濈然汗出而解
	三阳合病，十日已去，脉续浮者	治取少阳	短气，久按之气不通，腹满，胁下及心痛，鼻干，耳前后肿，一身及面目悉黄，小便难，有潮热，嗜卧，时时哕	续浮	阳明病（231）	阳明中风，脉弦浮大，而短气，腹部满，胁下及心痛，久按之气不通，鼻干，不得汗，嗜卧，一身及目悉黄，小便难，有潮热，时时哕，耳前后肿，刺之小瘥，外不解。病过十日，脉续浮者，与小柴胡汤。（脉但浮，无余证者，与麻黄汤。若不尿，腹满加哕者，不治）

（续　表）

方号 方名	经方要义		脉证		篇名与 条文号	经文节录
	主治	附注	证候	脉象		
	太阳转少阳，胁下鞕满，脉沉紧者	治取少阳	胁下鞕满，干呕不能食，往来寒热	沉紧	少阳病（266）	本太阳病不解，转入少阳者，胁下鞕满，干呕不能食，往来寒热，尚未吐下，脉沉紧者，与小柴胡汤
	汗、吐、下、温针，谵语为坏病	知犯何逆，以法治之			少阳病（267）	若已吐、下、发汗、温针，谵语，柴胡证罢，为此坏病。知犯何逆，以法治之
	呕而发热（微有表证）	治取少阳	呕，发热		厥阴病（379）《金匮》呕吐哕（15）	呕而发热者，小柴胡汤主之
(39) 小柴胡汤	瘥后更发热	余热未尽，宣通上焦	发热		瘥后（394）	伤寒瘥后更发热，小柴胡汤主之；脉浮者，以汗解之；脉沉实者，以下解之
	诸黄腹痛而呕	宣通上焦，以和胃气	诸黄，腹痛，呕		《金匮》黄疸（21）	诸黄，腹痛而呕者，宜柴胡汤
	血虚阳盛，产后郁冒，呕不能食，大便反坚，但头汗出	和胃解郁，上焦得通，津液得下，阴阳调和，厥冒自愈	呕不能食，大便反坚，但头汗出，多汗出，厥冒	微弱	《金匮》妇人杂病（12）	问曰：新产妇人有三病，一者病痉，二者病郁冒，三者大便难，何谓也？师曰：新产血虚，多汗出，喜中风，故令病痉；亡血复汗，寒多，故令郁冒；亡津液胃燥，故大便难产妇郁冒，其脉微弱，呕不能食，大便反坚，但头汗出，所以然者，血虚而厥，厥而必冒，冒家欲解，必大汗出，以血虚下厥，孤阳上出，故头汗出。所以产妇喜汗出者，亡阴血虚，阳气独盛，故当汗出，阴阳乃复。大便坚，呕吐不能食，小柴胡汤主之

（续　表）

方号 方名	经方要义		脉证		篇名与 条文号	经文节录
	主治	附注	证候	脉象		
（39） 小柴 胡汤	妇人产后受 风，肢烦热 头痛者	病属少阳， 法宜和解	四肢苦烦热， 头痛		《金匮》 妇人产 后 附 《千金》 方	（三物黄芩汤）治妇人在 草蓐自发露得风。四肢 苦烦热，头痛者，与小柴 胡汤；头不痛但烦者，三 物黄芩汤主之
（40） 小建 中汤	腹中急痛 （少阳挟虚）	调和气血， 温健中气， 先补后和法	腹中急痛	阳涩 阴弦	太阳病 （100）	伤寒，阳脉涩，阴脉弦，法当 腹中急痛，先与小建中汤； 不瘥者，小柴胡汤主之
	心中悸而烦 （伤寒挟虚）	温中散寒， 扶正驱邪	心悸，烦		太阳病 （102）	伤寒二三日，心中悸而烦 者，小建中汤主之
	脾胃不健， 虚劳里急， 阴阳两虚， 寒热错杂	健脾土，和 阴阳	腹中痛里急，悸 衄，梦失精，四 肢酸疼，手足烦 热，咽干口燥		《金匮》 虚劳 （13）	虚劳里急，悸，衄，腹中 痛，梦失精，四肢酸疼，手 足烦热，咽干口燥，小建 中汤主之
	虚劳萎黄	扶脾胃，益 气血	黄，小便自利		《金匮》 黄疸 （22）	男子黄，小便自利，当与 虚劳小建中汤
	虚寒里急， 妇人腹痛	扶脾胃，益 气血	腹中痛		《金匮》 妇人杂 病（18）	妇人腹中痛，小建中汤主 之
	虚劳里急	健脾土，和 阴阳	四肢沉重，骨 肉酸疼，吸吸 少气，胸满气 急，行动喘乏， 腰背强痛，咽 干唇燥，面体 少色，饮食无 味，胁肋腹胀， 头重不举，多 卧少起，少腹 拘急		《金匮》 血痹虚 劳 附 《千金》 方	疗男女因积冷气滞，或大 病后不复常，若四肢沉 重，骨肉酸疼，吸吸少气， 行动喘乏胸满气急，腰背 强痛，心中虚浮，咽干唇 燥，面体少色，或饮食无 味，胁肋腹胀，头重不举， 多卧少起，甚者积年，轻 者百日，渐至瘦弱，五藏 气竭，则难可复常，六脉 俱不足，虚寒乏气，少腹 拘急，羸瘠百病，名曰黄 芪建中汤，又有人参二两 《外台》：或饮食无味，阴 阳虚弱，悲忧惨感，多卧 少起，久者积年

（续　表）

方号 方名	经方要义		脉证		篇名与 条文号	经文节录
	主治	附注	证候	脉象		
（41） 大柴 胡汤	热结在里， 复往来寒热 者	清解胸腹之 热（大柴胡、 大陷胸汤之 辨）	热结在里，往 来寒热		太阳病 （136）	伤寒十余日，热结在里， 复往来寒热者，与大柴胡 汤。（但结胸，无大热者， 此为水结在胸胁也；但头 微出汗者，大陷胸汤主 之）
	呕不止心下 急，郁郁微 烦（少阳兼 阳明）	和解少阳、 阳明之邪	呕不止，心下 急，郁郁微烦		太阳病 （103）	太阳病，过经十余日，反 二三下之。后四五日，柴 胡证仍在者，先与小柴 胡。呕不止、心下急、郁 郁微烦者，为未解也，与 大柴胡汤下之则愈
	心下痞鞕， 呕吐下利 （肝胃气结）	双解胸、腹 之热邪	发热汗出，心 中痞鞕，呕吐， 下利		太阳病 （165）	伤寒，发热，汗出不解，心 中痞鞕，呕吐而下利者， 大柴胡汤主之
	按之心下满 痛，实在胃	心下实邪	心下满痛，拒 按		《金匮》 腹满 （12）	按之心下满痛者，此为实 也，当下之，宜大柴胡汤
（42） 柴胡 加芒 硝汤	潮热兼微利 （少阳兼潮 热微利）	和解兼下丸 药之邪，通 因通用法	胸胁满呕，日 晡潮热，微利		太阳病 （104）	伤寒十三日不解，胸胁满 而呕，日晡所发潮热，已 而微利，此本柴胡证，下 之以不得利；今反利者， 知医以丸药下之，此非其 治也。潮热者，实也。先 宜服小柴胡汤以解外，后 以柴胡加芒硝汤主之
（43） 桃核 承气 汤	太阳病热结 膀胱，少腹 急结，其人 如狂（太阳 蓄血证）	除新瘀血	热结膀胱，如 狂，少腹急结		太阳病 （106）	太阳病不解，热结膀胱， 其人如狂，血自下，下者 愈。其外不解者，尚未可 攻，当先解其外；外解已， 但少腹急结者，乃可攻 之，宜桃核承气汤

（续 表）

方号方名	经方要义		脉证		篇名与条文号	经文节录
	主治	附注	证候	脉象		
(44)柴胡加龙骨牡蛎汤	伤寒下后，胸满烦惊，谵语身重。少阳未解余邪内陷	双解胸、腹之热邪兼镇烦惊	胸满烦惊，谵语，一身尽重，小便不利		太阳病(107)	伤寒八九日，下之，胸满，烦惊，小便不利，谵语，一身尽重，不可转侧者，柴胡加龙骨牡蛎汤主之
(45)桂枝去芍药加蜀漆牡蛎龙骨救逆汤	火逆惊狂，卧起不安（亡阳）	扶心阳散痰火，镇惊固脱，止狂救逆	惊狂，卧起不安	浮	太阳病(112)	伤寒脉浮，医以火迫劫之，亡阳，必惊狂，卧起不安者，桂枝去芍药加蜀漆牡蛎龙骨救逆汤主之
	火逆惊狂，卧起不安（亡阳）	扶心阳散痰火，镇惊固脱，止狂救逆	火邪者		《金匮》惊悸(12)	火邪者，桂枝去芍药加蜀漆牡蛎龙骨救逆汤主之
(46)桂枝加桂汤	奔豚，太阳病烧针表不解，气从少腹上冲心者（烧针之坏证）	解外止冲，以泄奔豚	气从少腹上冲心		太阳病（117）《金匮》奔豚(3)	烧针令其汗，针处被寒，核起而赤者，必发奔豚。气从少腹上冲心者，灸其核上各一壮，与桂枝加桂汤，更加桂二两也
(47)桂枝甘草龙牡汤	火逆烦躁（温针误用之变）	复心阳，镇烦惊	烦躁		太阳病(118)	火逆下之，因烧针烦躁者，桂枝甘草龙骨牡蛎汤主之
(48)抵当汤	太阳随经瘀热在里，发狂，小腹鞭满，小便自利，蓄血重证	除下焦久瘀血，行瘀逐血峻剂	发狂，少腹鞭满，小便自利	微而沉	太阳病(124)	太阳病，六七日表证仍在，脉微而沉，反不结胸；其人发狂者，以热在下焦少腹当鞭满，小便自利者，下血乃愈。所以然者，以太阳随经，瘀热在里故也，抵当汤主之

（续 表）

方号方名	经方要义		脉证		篇名与条文号	经文节录
	主治	附注	证候	脉象		
（48）抵当汤	热在下焦与血结，如狂，身黄，少腹鞭满小便自利，蓄血重证	除下焦瘀热	身黄，少腹鞭，小便自利，如狂	沉结	太阳病（225）	太阳病，身黄，脉沉结，少腹鞭（小便不利者，为无血也），小便自利，其人如狂者，血证谛也，抵当汤主之
	喜忘，屎鞭色黑反易（阳明病蓄血）	除下焦久瘀血	善忘，大便鞭黑反易		阳明病（237）	阳明证，其人喜忘者，必有蓄血。（所以然者，本有久瘀血，故令喜忘。）屎虽鞭，大便反易，其色必黑者，宜抵当汤下之
	下后发热，脉数不解，不大便者（阳明热与血瘀）	除瘀血以去热	发热，消谷善饥，六七日不大便，有瘀血	浮数	阳明病（257）	（病人无表里证，发热七八日，虽脉浮数者，可下之。）假令已下，脉数不解，合热则消谷善饥，至六七日，不大便者，有瘀血，宜抵当汤
	经水不利，瘀结实证	破瘀通经	经水不利（膀胱满急）		《金匮》妇人杂病（14）	妇人经水不利下，抵当汤主之。（亦治男子膀胱满急有瘀血者）
（49）抵当丸	太阳热与血结，少腹满，小便自利	除瘀血以去热，蓄血缓攻用丸	热，少腹满，小便自利，有瘀血		太阳病（126）	伤寒有热，少腹满，应小便不利，今反利者，为有血也，当下之，不可余药，宜抵当丸
（50）大陷胸丸	大结胸，项强如柔痉状，热与水结于上	邪偏上宜缓，下水热之结，小制其剂为丸	项强，如柔痉状		太阳病（131）	（病发于阳，而反下之，热入因作结胸；病发于阴，而反下之，因作痞也。所以成结胸者，以下之太早故也。）结胸者，项亦强，如柔痉状，下之则和，宜大陷胸丸

方号 方名	经方要义		脉证		篇名与 条文号	经文节录
	主治	附注	证候	脉象		
	胸膈痛，心下鞕，大结胸（误下后热与水结）	除水热结胸，破坚除满，病急故方峻	膈内剧痛，短气躁烦，心中懊恼，心下因鞕	迟	太阳病（134）	太阳病（脉浮而动数，浮则为风，数则为热。动则为痛，数则为虚；头痛、发热，微盗汗出，而反恶寒者，表未解也。）医反下之，动数变迟，膈内剧痛，胃中空虚，客气动膈，短气躁烦，心中懊恼，阳气内陷，心下因鞕，则为结胸，大陷胸汤主之。若不结胸，但头汗出，余处无汗，剂颈而还，小便不利，身必发黄
	结胸热实三证：脉沉而紧，心下痛按之石鞕	除水热结实于胸，破坚镇痛	热实，心下痛按之石鞕	沉紧	太阳病（135）	伤寒六七日，结胸热实，脉沉而紧，心下痛，按之石鞕者，大陷胸汤主之
（51） 大陷胸汤	水结胸胁，但头微汗出	除胸胁水热，相结在里者	无大热，但头微汗出		太阳病（136）	伤寒十余日，热结在里（复往来寒热者，与大柴胡汤）。但结胸，无大热者，此为水结在胸胁也；但头微汗出者，大陷胸汤主之
	结胸。汗下后不大便，燥渴，潮热，从心下至少腹鞕满实痛	通便，下结热，镇痛	不大便五六日，舌上燥而渴，日晡小潮热，从心下至少腹鞕满痛		太阳病（137）	太阳病，重发汗而复下之，不大便五六日，舌上燥而渴，日晡所小有潮热，从心下至少腹鞕满而痛不可近者，大陷胸汤主之
	心下满而鞕痛（柴胡证误下变成结胸者）	通便，下结热，镇痛	心下满而鞕痛		太阳病（149）	伤寒五六日，呕而发热者，柴胡证具，而以他药下之：①柴胡证仍在者，复与柴胡汤，此虽已下之，不为逆，必蒸蒸而振，却发热汗出而解；②若心下而鞕痛者，此为结胸也，大陷胸汤主之；③但满而不痛者，此为痞，柴胡不中与之，宜半夏泻心汤

（续　表）

方号 方名	经方要义		脉证		篇名与 条文号	经文节录
	主治	附注	证候	脉象		
（52） 小陷 胸汤	小结胸三证：脉浮滑，正在心下，按之则痛	清热开结降痰，和解心下水热之结	心下按之则痛	浮滑	太阳病（138）	小结胸病，正在心下，按之则痛，脉浮滑者，小陷胸汤主之
	寒实结胸，无热证	和解寒实	寒实结胸		太阳病（141）	寒实结胸，无热证者，与三物小陷胸汤，白散亦可服
（53） 文蛤 散	表证误用冷水噀灌，热被水劫皮下水郁，肉上粟起，不渴欲饮	散皮肤湿执	弥更益烦，肉上粟起，意欲饮水，反不渴		太阳病（141）	病在阳，应以汗解之；反以冷水噀之，若灌之，其热被劫不得去，弥更益烦，肉上粟起，意欲饮水，反不渴者，服文蛤散；若不瘥者，与五苓散；（寒实结胸，无热证者，与三物小陷胸汤，白散亦可服）
	渴欲饮水不止	生津止渴	渴欲饮水不止		《金匮》消渴（6）	渴欲饮水不止者，文蛤散主之
（54） 白散	结胸无热证（寒实结胸）	温下寒结	寒实结胸		太阳病（141）	寒实结胸，无热证者，与三物小陷胸汤，白散亦可服
（55） 柴胡 桂枝 汤	支节烦痛，心下支结（太阳少阳并病）	解太少二阳之邪	发热，微恶寒，支节烦痛，微呕，心下支结		太阳病（146）	伤寒六七日，发热，微恶寒，支节烦痛，微呕，心下支结，外证未去者，柴胡桂枝汤主之
	心腹卒中痛	除表邪，和内热	心猝痛，腹猝痛		《金匮》腹满寒疝宿食	附《外台》心腹卒中痛者，柴胡桂枝汤主之

方号 方名	经方要义		脉证		篇名与 条文号	经文节录
	主治	附注	证候	脉象		
(56) 柴胡 桂枝 干姜 汤	伤寒汗下后，胸胁满微结，热郁与水饮	和解太少阴之邪，兼治水饮	胸胁满微结，小便不利，渴而不呕，但头汗出，往来寒热，心烦		太阳病 (147)	伤寒五六日，已发汗而复下之，胸胁满微结，小便不利，渴而不呕，但头汗出，往来寒热，心烦者，此为未解也，柴胡桂枝干姜汤主之
	疟寒多微热，或但寒不热	除水热微结于胸胁	寒多微热或不热		《金匮》 疟病 附《外 台》方	（柴胡桂枝干姜汤）治疟，寒多微有热，或但寒不热，服一剂如神
(57) 半夏 泻心 汤	痞，柴胡证误下，心下满不痛，寒热互结，升降失常	辛开苦降甘调，补泄兼施寒温并用，除胃虚气逆之痞	心下满不痛，痞		太阳病 (149)	伤寒五六日，呕而发热者，柴胡证具，而以他药下之：①柴胡证仍在者，复与柴胡汤，此虽已下之，不为逆，必蒸蒸而振，却发热汗出而解；②若心下满而鞕痛者，此为结胸也，大陷胸汤主之；③但满而不痛者，此为痞，柴胡不中与之，宜半夏泻心汤
	呕而肠鸣，心下痞	交通阴阳，清上温下	呕，肠鸣，心下痞		《金匮》 呕吐哕 下利 (10)	呕而肠鸣，心下痞者，半夏泻心汤主之
(58) 十枣 汤	水饮，心下痞鞕痛，引胁下痛（心下痞类似证）	峻攻水饮，邪去而不伤正	漐漐时汗出，头痛，心下痞鞕满，引胁下痛，干呕，短气，汗出，不恶寒		太阳病 (152)	太阳中风，下利，呕逆，表解者，乃可攻之。其人漐漐汗出，发作有时，头痛，心下痞鞕满，引胁下痛，干呕，短气，汗出不恶寒者，此表解里未和也，十枣汤主之

(续　表)

方号 方名	经方要义		脉证		篇名与 条文号	经文节录
	主治	附注	证候	脉象		
（58） 十 枣 汤	脉沉弦，悬 饮内痛	峻攻水饮	内痛	沉弦	《金匮》 痰饮 （21） （22）	脉沉而弦者，悬饮内痛。 病悬饮者，十枣汤主之
	咳家脉弦	逐饮镇咳	咳	弦	《金匮》 痰饮 （32）	咳家，其脉弦，为有水，十 枣汤主之
	咳烦胸中痛	逐饮，镇咳， 止痛	咳，烦，胸中痛		《金匮》 痰饮 （33）	夫有支饮家，咳烦胸中痛 者，不卒死，至一百日或 一岁，宜十枣汤
（59） 大黄 黄连 泻心 汤	心下痞按之 濡（热痞）	泻心火，健 胃，除痞	心下痞，按之 濡	关上 浮	太阳病 （154）	心下痞，按之濡，其脉关 上浮，大黄黄连泻心汤主 之
	大下后，心 下痞（热痞）	泻心火，健 胃，除痞	心下痞		太阳病 （164）	伤寒大下后复汗，心下 痞，恶寒者，表未解也。 不可攻痞，当先解表，表 解乃可攻痞。解表宜桂 枝汤，攻痞宜大黄黄连泻 心汤
	吐血衄血， 血不足心火 旺，壮火食 气，热迫血 行	泻心火，健 胃，除痞	出血，衄血		《金匮》 惊悸吐 衄（17）	心气不足，吐血，衄血，泻 心汤主之
	热痞	泻心火，健 胃，除痞	心下痞		《金匮》 妇人杂 病（7）	妇人吐涎沫，医反下之， 心下即痞，当先治其吐涎 沫，小青龙汤主之。涎沫 止，乃治痞，泻心汤主之
（60） 附子 泻心 汤	心下痞，恶 寒，汗出（上 热下寒痞）	除热痞，补 表阳虚	心下痞，恶寒， 汗出		太阳病 （155）	心下痞，而复恶寒，汗出 者，附子泻心汤主之

（续　表）

| 方号方名 | 经方要义 | | 脉证 | | 篇名与条文号 | 经文节录 |
	主治	附注	证候	脉象		
（61）生姜泻心汤	心下痞鞕，腹中雷鸣，下利（饮气食滞痞）	行水止利，和胃除痞	胃中不和，心下痞鞕，干哕食臭，胁下有水气，腹中雷鸣，下利		太阳病（157）	伤寒汗出解之后，胃中不和，心下痞鞕，干噫食臭，胁下有水气，腹中雷鸣下利者，生姜泻心汤主之
（62）甘草泻心汤	腹中雷鸣，心下痞鞕而满（脾虚客气上逆痞）	调胃以除客气之满，甘缓补中可复脾虚	下利日数十行，谷不化，腹中雷鸣，心下痞鞕满，干呕，心烦不安		太阳病（158）	伤寒中风，医反下之，其人下利，日数十行，谷不化，腹中雷鸣，心下痞鞕而满，干呕心烦不得安。医见心下痞，谓病不尽，复下之，其痞益甚。（此非结热，但以胃中虚，客气上逆，故使鞕也。）甘草泻心汤主之
	狐惑，蚀于上则声喝	和胃杀虫	状如伤寒，默默欲眠，卧起不安，不欲饮食，恶闻食臭，面目乍赤、乍黑、乍白，蚀于上则声喝		《金匮》百合狐惑阴阳毒（10）	狐惑之为病，状如伤寒，默默欲眠，目不得闭，卧起不安。蚀于喉为惑；蚀于阴为狐，不欲饮食，恶闻食臭，其面目乍赤、乍黑、乍白，蚀于上部则声喝，甘草泻心汤主之。（蚀于下部则咽干，苦参汤洗之；蚀于肛者，雄黄熏之）
（63）赤石脂禹余粮汤	下利，下焦滑脱	涩滑固脱	心下病鞕，下利不止		太阳病（159）	伤寒服汤药，下利不止，心下痞鞕，服泻心汤已，复以他药下之，利不止；（医以理中与之，利益甚。理中者，理中焦，）此利在下焦，赤石脂禹余粮汤主之。复不止者，当利小便

（续　表）

方号方名	经方要义		脉证		篇名与条文号	经文节录
	主治	附注	证候	脉象		
（64）旋覆花代赭石汤	心下痞鞕，噫气不除（痰疾挟肝气）	补中气，除水饮，镇胃逆	心下痞鞕，噫气不除		太阳病（161）	伤寒发汗，若吐若下，解后，心下痞鞕，噫气不除者，旋覆代赭汤主之
（65）桂枝人参汤	太阳病数下之，心下痞鞕，胁热下利，里虚寒挟表热	内外兼治，解表温里，以止痞利	胁热下利，利下不止，心下痞鞕	沉滑	太阳病（163）	太阳病，外证未除，而数下之，遂胁热而利，利下不止，心下痞鞕，表里不解者，桂枝人参汤主之。（太阳病下之，其脉促不结胸者，为欲解；脉浮者，必结胸；脉紧者，必咽痛；脉弦者，必两胁拘紧；脉细弱者，头痛不止，脉沉紧者，必欲呕；脉沉滑者，胁热利；脉浮滑者，必下血）
（66）瓜蒂散	胸中痞鞕，气上冲咽（胸中寒）	吐胸中寒邪	胸中痞鞕，气上冲喉咽不得息	寸脉微浮	太阳病（166）	病如桂枝证，头不痛，项不强，寸脉微浮，胸中痞鞕，气上冲喉咽不得息者，此为胸有寒也。当吐之，宜瓜蒂散
	手足厥冷，心下满而烦（胸中实致厥）	吐胸中寒邪	手足厥冷，心下满而烦，饥不能食	乍紧	厥阴病（355）	病人手足厥冷，脉乍紧者，邪结在胸中，心下满而烦，饥不能食者，病在胸中，当须吐之，宜瓜蒂散
	宿食在上脘	吐上脘实邪	宿食在上脘		《金匮》腹满寒疝宿食（24）	宿食在上脘，当吐之，宜瓜蒂散
	诸黄	吐胸膈实邪	诸黄		《金匮》黄疸附	（瓜蒂汤）治诸黄

（续　表）

方号方名	经方要义		脉证		篇名与条文号	经文节录
	主治	附注	证候	脉象		
(67)黄芩汤	太少合病，自下利	和解半表半里之邪	自下利		太阳病(172)	太阳与少阳合病，自下利者，与黄芩汤；若呕者，黄芩加半夏生姜汤主之
(68)黄芩加半夏生姜汤	太少合病，呕者	和解半表半里之邪，兼降胃逆	自下利，呕		太阳病(172)	太阳与少阳合病，自下利者，与黄芩汤；若呕者，黄芩加半夏生姜汤主之
	干呕而利	和胃以止呕逆、下利	干呕，下利		《金匮》呕吐哕下利(11)	干呕而利者，黄芩加半夏生姜汤主之
(69)黄连汤	腹中痛欲呕吐（胸热胃寒）	除入里之邪，清上热温下寒	腹中痛，欲呕吐		太阳病(173)	伤寒，胸中有热，胃中有邪气，腹中痛，欲呕吐者，黄连汤主之
(70)桂枝附子汤	脉浮虚而涩，身体疼烦（寒湿痹痛伤寒类证）	温散肌表风湿	身体疼烦，不能自转侧	浮虚而涩	太阳病（174）《金匮》痉湿暍(23)	伤寒八九日，风湿相搏，身体疼烦，不能自转侧，不呕，不渴，脉浮虚而涩者，桂枝附子汤主之
(71)桂枝附子去桂加术汤	上证兼大便坚，小便自利，表湿已除，里湿未尽解者	不须再通阳而去桂，加术专主健脾行湿	身体疼烦，不能自转侧，大便坚，小便自利	浮虚而涩	太阳病（174）《金匮》痉湿暍(23)	伤寒八九日，风湿相搏，身体疼烦，不能自转侧，不呕，不渴，脉浮虚而涩者，桂枝附子汤主之。若其人大便鞕，小便自利者，去桂加白术汤主之
(72)甘草附子汤	骨节疼烦，掣痛拒按，汗出短气（风湿表里阳虚）	温散骨节及在表风湿	骨节疼烦，掣痛不得屈伸，近之则痛剧，汗出，短气，小便不利，恶风，身微肿		太阳病（175）《金匮》痉湿暍(24)	风湿相搏，骨节疼烦，掣痛不得屈伸，近之则痛剧，汗出短气，小便不利，恶风不欲去衣，或身微肿者，甘草附子汤主之

（续　表）

方号 方名	经方要义		脉证		篇名与 条文号	经文节录
	主治	附注	证候	脉象		
(73) 白 虎 汤	缺疑待考	清泄里热		浮滑	太阳病 (176)	伤寒脉浮滑,此以表有热、里有寒,白虎汤主之
	三阳合病,热盛者	清阳明之热,除壮热达表	腹满,身重、难以转侧,口不仁,面垢,谵语遗尿,自汗出		阳明病 (219)	三阳合病,腹满,身重,难以转侧,口不仁,面垢,谵语,遗尿。(发汗,则谵语;下之,则额上生汗、手足逆冷)若自汗出者,白虎汤主之
	里热脉滑而厥,热深厥深。壮火食气,阳极似阴	热厥可清,以泄里热	厥	滑	厥阴病 (350)	伤寒,脉滑而厥者,里有热,白虎汤主之
(74) 炙甘 草汤	脉结代,心动悸(太阳累及少阴)	助心血,复脉	心动悸	结代	太阳病 (177)	伤寒脉结代,心动悸,炙甘草汤主之
	虚劳汗出,脉结悸	助心血,复脉	汗出而闷,心悸		《金匮》虚劳附《千金》方	虚劳不足,汗出而闷,脉结悸,行动如常,不出百日,危急者,十一日死
	肺痿,涎唾多	生津除热,以润肺痿	心中温温液液(泛泛欲吐),涎唾多		《金匮》肺痿附《外台》方	肺痿,涎唾多,心中温温液液者
(75) 大 承 气 汤	阳明病有燥屎,手足濈然汗出,腹满而喘有潮热,里实已成	下实热去积滞,通燥屎之峻剂,承顺胃气下行,寒者通闭者畅	身重,短气,腹满而喘,潮热,手足濈然汗出,大便鞭	迟	阳明病 (208)	阳明病,脉迟,虽汗出不恶寒者,其身必重,短气,腹满而喘,有潮热者,此外欲解,可攻里也。手足濈然汗出者,此大便已鞭也,大承气汤主之;若汗多,微发热恶寒者,外未解也;其热不潮,未可与承气汤;若腹大满不通者,可与小承气汤,微和胃气,勿令至大泄下

方号 方名	经方要义		脉证		篇名与 条文号	经文节录
	主治	附注	证候	脉象		
	阳明病，有潮热，大便微鞭	荡涤结实，攻燥屎（大便不鞭不可与）	潮热，大便微鞭		阳明病 （209）	阳明病，潮热，大便微鞭者，可与大承气汤；不鞭者，不可与之。若不大便六七日，恐有燥屎，欲知之法，少与小承气汤，汤入腹中，转矢气者，此有燥屎也，乃可攻之；若不转矢气者，此但初头鞭，后必溏，不可攻之，攻之必胀满不能食也。欲饮水者，与水则哕，其后发热者，必大便复鞭而少也，以小承气汤和之；不转矢气者，慎不可攻也
（75） 大 承 气 汤	伤寒吐下伤津，阳明腑实已甚，但潮热谵语者，急下而应审慎	除胃家实热，一服利止后服	不大便五六日至十余日，日晡潮热，独语如见鬼状		阳明病 （212）	伤寒若吐、若下后不解，不大便五六日，上至十余日，日晡所发潮热，不恶寒，独语如见鬼状；若剧者，发则不识人，循衣摸床，惕而不安，微喘直视，脉弦者生，涩者死。微者，但发热谵语者，大承气汤主之。若一服利，则止后服
	潮热谵语，反不能食，燥屎已成	下燥屎	谵语，潮热，反不能食		阳明病 （215）	阳明病谵语，有潮热，反不能食者，胃中必有燥屎五六枚也；若能食者，但鞭耳。宜大承气汤下之
	有燥屎，汗出谵语，表虚里实	下燥屎	汗出，谵语，有燥屎在胃		阳明病 （217）	汗出谵语者，已有燥屎在胃中，此为风也。须下者，过经乃可下之；下之若早，语言必乱，以表虚里实故也。下之愈，宜大承气汤

（续 表）

方号方名	经方要义		脉证		篇名与条文号	经文节录
	主治	附注	证候	脉象		
(75)大承气汤	大便难而谵语（二阳并病，太阳证罢，阳明成实）	下胃中实热	潮热，手足漐漐汗出，大便难，谵语		阳明病(220)	二阳并病，太阳证罢，但发潮热，手足漐漐汗出，大便难而谵语者，下之则愈，宜大承气汤
	懊憹而烦，有燥屎者（阳明病可攻不可攻辨）	下燥屎	心中懊憹，烦，有燥屎		阳明病(238)	阳明病，下之，心中懊憹而烦，胃中有燥屎者，可攻。（腹微满，初头鞕，后必溏，不可攻之。）若有燥屎者，宜大承气汤
	日晡所发热，脉实者	下里热	如疟状，日晡所发热	实	阳明病(240)	病人烦热，汗出则解；又如疟状，日晡所发热者，属阳明也。脉实者，宜下之（脉浮虚者，宜发汗）。下之与大承气汤。（发汗宜桂枝汤）
	阳明腑实下后，不大便腹满痛，有宿食燥屎者	下宿食	六七日不大便，烦不解，腹满痛，有燥屎宿食		阳明病(241)	大下后，六七日不大便，烦不解，腹满痛者，此有燥屎也。所以然者，本有宿食故也，宜大承气汤
	大便乍难乍易，喘冒不得卧者，腑实壅塞火气上逆	下燥屎	小便不利，大便乍难易，时有微热，喘冒不能卧，有燥屎		阳明病(242)	病人小便不利，大便乍难乍易，时有微热，喘冒不能卧者，有燥屎也，宜大承气汤
	不大便，小便利，屎定鞕，乃可攻	下燥屎	烦躁心下鞕，不大便六七日，小便利	弱	阳明病(251)	得病二三日，脉弱，无太阳柴胡证，烦躁，心下鞕；至四五日，虽能食，以小承气汤，少少与，微和之，令小安；至六日，与承气汤一升。若不大便六七日，小便少者，虽不能受食，但初头鞕，后必溏，未定成鞕，攻之必溏，须小便利，屎定鞕，乃可攻之，宜大承气汤

方号方名	经方要义		脉证		篇名与条文号	经文节录
	主治	附注	证候	脉象		
	目中不了了,睛不和,里热灼津真阴将绝	急下存阴	目中不了了,睛不和,大便难,身微热		阳明病(252)	伤寒六七日,目中不了了,睛不和,无表里证,大便难,身微热者,此为实也。急下之,宜大承气汤
	阳明病发热汗多,热蒸津泄不尽不已	急下存阴	发热,汗多		阳明病(253)	阳明病,发热,汗多者,急下之,宜大承气汤
	发汗不解,腹满痛者,津已外夺,里热结实	急下存阴	腹满者		阳明病(254)	发汗不解,腹满痛者,急下之,宜大承气汤
(75)大承气汤	腹满不减,减不足言,结实重证法当峻攻	下里实	腹满不减,减不足言		阳明病(255)《金匮》腹满(13)	腹满不减,减不足言,当下之,宜大承气汤
	阳明少阳合病,下利,脉滑而数者,热结旁流	下宿食通因通用法	下利,有宿食	滑数	阳明病(256)	阳明少阳合病,必下利。其脉不负者,为顺也;负者,失也。互相克贼,名为负也。脉滑而数者,有宿食也,当下之,宜大承气汤
	少阴病,口燥咽干,伏热灼阴,肾水欲竭	急下救阴	口燥咽干		少阴病(320)	少阴病,得之二三日,口燥咽干者,急下之,宜大承气汤
	少阴病,燥结在里,热结旁流,真阴亦将随之消亡	急下救阴,通因通用	自利清水,色纯青,心下必痛,口干燥者		少阴病(321)	少阴病,自利清水,色纯青,心下必痛,口干燥者,可下之,宜大承气汤

（续　表）

方号 方名	经方要义		脉证		篇名与 条文号	经文节录
	主治	附注	证候	脉象		
（75）大承气汤	少阴病，邪从热化，津涸堪虞	急下救阴	腹胀，不大便		少阴病（322）	少阴病，六七日，腹胀，不大便者，急下之，宜大承气汤
	痉病胸满口噤，卧不着席，热盛劫津，筋脉失濡	泻热存阴，以解其痉	胸满口噤，卧不着席，脚挛急，必齘齿		《金匮》痉湿暍（13）	痉为病，胸满口噤，卧不着席，脚挛急，必齘齿，可与大承气汤
	宿食，肠胃壅积，气滞不畅	下宿食	宿食	寸口脉浮大按之涩，尺中亦微而涩	《金匮》腹满寒疝宿食（21）	问曰：人病有宿食，何以别之？师曰：寸口脉浮而大，按之反涩，尺中亦微而涩，故知有宿食，大承气汤主之
	里实热，脉滑数	下宿食	宿食	数滑	《金匮》腹满寒疝宿食（22）	脉数而滑者，实也，此有宿食，下之愈，宜大承气汤
	下利不欲食	下宿食	宿食，下利，不欲食		《金匮》腹满寒疝宿食（23）	下利不欲食者，有宿食也，当下之，宜大承气汤
	下利已瘥，至其年月日时复发者，病邪未能根除	下其隐蔽之病邪	下利至时复发		《金匮》下利（40）	下利已瘥，至其年月日时复发者，以病不尽故也，当下之；宜大承气汤
	下利，三部脉平，心下坚	急下胃中实滞	下利心下坚	三部脉皆平	《金匮》下利（37）	下利，三部脉皆平，按之心下坚者，急下之，宜大承气汤
	下利，脉迟滑	急下胃家实邪	下利	迟滑	《金匮》下利（38）	下利，脉迟而滑者，实也，利未欲止，急下之，宜大承气汤

（续　表）

方号方名	经方要义		脉证		篇名与条文号	经文节录
	主治	附注	证候	脉象		
	下利,脉清	下实部		滑	《金匮》下利(39)	下利,脉反滑者,当有所去,下乃愈,宜大承气汤
(75)大承气汤	病解能食,七八日更发热	下胃实热	能食,更发热		《金匮》产后(3)	病解能食,七八日更发热者,此为胃实,大承气汤主之
	日晡时烦躁,不能食,脉实者	除热结在里	少腹坚痛,恶露不尽,不大便,日晡时烦躁,发热,不食,食则谵语	微实	《金匮》产后(7)	产后七八日,无太阳证,少腹坚痛,此恶露不尽,不大便,烦躁发热,切脉微实再倍,发热,日晡时烦躁者,不食,食则谵语,至夜即愈,宜大承气汤主之。热在里,结在膀胱也
(76)小承气汤	阳明病,腹大满不通,虽实满而燥结不甚	微和胃气	汗出,身重,短气,喘,潮热,腹大满不通	迟	阳明病(208)	阳明病,脉迟,虽汗出不恶寒者,其身必重,短气,腹满而喘,有潮热者,此外欲解,可攻里也。手足濈然汗出者,此大便已鞕也,大承气汤主之;若汗多,微发热恶寒者,外未解也;其热不潮,未可与承气汤;若腹大满不通者,可与小承气汤,微和胃气,勿令至大泄下
	下后复发热,大便复鞕	和胃气,(恐有燥屎欲知之法此汤小量可先试之)	潮热,大便复鞕而少		阳明病(209)	阳明病,潮热、大便微鞕者,可与大承气汤;不鞕者不可与之。若不大便六七日,恐有燥屎,欲知之法,少与小承气汤,汤入腹中,转矢气者,此有燥屎也,乃可攻之;若不转矢气者,此但初头鞕,后必溏,不可攻之,攻之必胀满不能食也。欲饮水者,与水则哕,其后发热者,必大便复鞕而少也,以小承气汤和之;不转矢气者,慎不可攻也

（续　表）

方号 方名	经方要义		脉证		篇名与 条文号	经文节录
	主治	附注	证候	脉象		
	阳明病，汗多津伤，胃燥谵语，热结未甚	和胃通便，谵语止，停服，免伤正气	多汗，大便鞕，谵语		阳明病 （213）	阳明病，其人多汗，以津液外出，胃中燥，大便必鞕，鞕则谵语，小承气汤主之。若一服谵语止者，更莫复服
	阳明病，谵语，潮热，脉滑疾，热实未甚而可攻	下胃中热实	谵语，潮热	滑疾	阳明病 （214）	阳明病，谵语，发潮热，脉滑而疾者，小承气汤主之。因与承气汤一升，腹中转气者，更服一升；若不转气者，勿更与之。明日又不大便，脉反微涩者，里虚也，为难治，不可更与承气汤也
(76) 小承气汤	太阳病汗吐下后，大便鞕转属阳明	和胃气	微烦，小便数，大便鞕		阳明病 （250）	太阳病，若吐、若下、若发汗后，微烦，小便数，大便因鞕者，与小承气汤，和之愈
	烦躁，心下鞕，能食，屎鞕而未燥	微和胃气，六日仍不大便，制大其服与一升	烦躁，心下鞕，能食	弱	阳明病 （251）	得病二三日，脉弱，无太阳柴胡证，烦躁，心下鞕，至四五日，虽能食，以小承气汤，少少与，微和之，令小安；至六日，与承气汤一升。（若不大便六七日，小便少者，虽不受食，但初头鞕，后必溏，未定成鞕，攻之必溏；须小便利，屎定鞕，乃可攻之，宜大承气汤）
	下利谵语，有燥屎，热结旁流	下燥屎	下利，谵语，有燥屎		厥阴病 （374） 《金匮》 下利 （41）	下利谵语者，有燥屎也，宜小承气汤

方号 方名	经方要义		脉证		篇名与 条文号	经文节录
	主治	附注	证候	脉象		
(77) 猪 苓 汤	三阳合病，热在下焦，脉浮热渴，小便不利（热在膈脘用栀子豉汤；热在中焦渴饮口燥用白虎加人参汤）	育阴兼下膀胱之水（汗多而渴不可与）	（咽燥，口苦，腹满而喘，发热，恶热，汗出身重）发热，渴欲饮水，小便不利	（浮紧）浮	阳明病（221）（222）（223）	阳明病，脉浮而紧，咽燥口苦，腹满而喘，发热汗出，不恶寒，反恶热，身重若发汗则躁，心愦愦反谵语；若加温针，必怵惕烦躁不得眠；若下之，则胃中空虚客气动膈，心中懊侬。舌上苔者，栀子豉汤主之。若渴欲饮水，口干舌燥者，白虎汤加人参汤主之。若脉浮，发热，渴欲饮水，小便不利者，猪苓汤主之
	热与水结，气不化津	育阴兼下膀胱之水	发热，渴欲饮水，小便不利	浮	《金匮》消渴（13）	脉浮发热，渴欲饮水，小便不利者，猪苓汤主之
	湿热在下焦，渴而小便不利	育阴兼下膀胱之水	渴		《金匮》脏腑经络先后病(17)	夫诸病在藏欲攻之，当随其所得而攻之，如渴者，与猪苓汤，余皆仿此
	少阴病，阴虚有热蓄水证，咳而呕、渴，心烦不得眠	清热利水，滋阴润燥	下利六七日，咳而呕、渴，心烦，不得眠		少阴病（319）	少阴病，下利六七日，咳而呕、渴、心烦不得眠者，猪苓汤主之
(78) 蜜 煎 导	阳明病，津液内竭，大便鞭	润肠导便（因势利导法）	自汗出，小便自利，大便鞭		阳明病（233）	阳明病，自汗出。若发汗，小便自利者，此为津液内竭，虽鞭不可攻之；当须自欲大便，宜蜜煎导而通之 若土瓜根及大猪胆汁，皆可为导

（续　表）

方号 方名	经方要义		脉证		篇名与 条文号	经文节录
	主治	附注	证候	脉象		
（79） 猪胆汁	阳明病，津液内竭，大便鞕	清热导便	自汗出，小便自利，大便鞕		阳明病 （233）	阳明病，自汗出。若发汗，小便自利者，此为津液内竭，虽鞕不可攻之；当须自欲大便，宜蜜煎导而通之 若土瓜根及大猪胆汁，皆可为导
（80） 土瓜根	阳明病，津液内竭，大便鞕	行气导便	自汗出，小便自利，大便鞕		阳明病 （233）	阳明病，自汗出。若发汗，小便自利者，此为津液内竭，虽鞕不可攻之；当须自欲大便，宜蜜煎导而通之 若土瓜根及大猪胆汁，皆可为导
（81） 茵陈蒿汤	阳明病，湿热发黄，但头汗出，小便不利，渴，身黄（瘀热在里）	利小便，除湿热相蒸	但头汗出，剂颈而还，小便不利，渴饮水浆，身黄		阳明病 （236）	阳明病（发热、汗出者，此为热越，不能发黄也），但头汗出，身无汗，剂颈而还，小便不利，渴饮水浆者，此为瘀热在里，身必发黄，茵陈蒿汤主之
	湿热发黄，里实腹满，身黄小便不利	利小便，除湿热相蒸	身黄如橘子色，小便不利，腹微满		阳明病 （260）	伤寒七八日，身黄如橘子色，小便不利，腹微满者，茵陈蒿汤主之
	谷疸，食即头眩，心胸不安	除郁热结实	寒热不食，食即头眩，心胸不安，久久发黄		《金匮》 黄疸 （13）	谷疸之为病，寒热不食，食即头眩，心胸不安，久久发黄，为谷疸。茵陈蒿汤主之
（82） 吴茱萸汤	食谷欲呕（阳明胃寒）	温中降逆，除胃蓄寒水	食谷欲呕		阳明病 （243）	食谷欲呕，属阳明也，吴茱萸汤主之。得汤反剧者，属上焦也

（续 表）

方号 方名	经方要义		脉证		篇名与 条文号	经文节录
	主治	附注	证候	脉象		
	少阴病,吐利,中焦有寒,阳气被闭	驱寒温胃,降逆止呕	吐利,手足逆冷,烦躁欲死		少阴病 (309)	少阴病,吐利,手足逆冷,烦躁欲死者,吴茱萸汤主之
(82) 吴茱萸汤	干呕,吐涎沫,头痛(肝胃寒饮上逆)	散寒止呕,温胃降逆	干呕,吐涎沫,头痛		厥阴病 [378] 《金匮》呕吐[9]	干呕,吐涎沫,头痛者,吴茱萸汤主之
	呕而胸满(胸阳不足,寒邪上逆)	散寒降逆,补中益阳	呕,胸满		《金匮》呕吐 (8)	呕而胸满者,吴茱萸汤主之
(83) 麻子仁丸	脾约,胃阳强脾,津不四布	通肠润燥,助脾转输,丸以缓之	小便数,大便鞭	跌阳浮涩	阳明病 (247) 《金匮》五脏风寒(15)	跌阳脉浮而涩,浮则胃气强,涩则小便数;浮涩相搏,大便则鞭,其脾为约,麻子仁丸主之
(84) 栀子柏皮汤	伤寒身黄发热,湿热郁于三焦	清湿热除黄	身黄,发热		阳明病 (261)	伤寒身黄发热,栀子柏皮汤主之
(85) 麻黄连轺赤小豆汤	伤寒瘀热在里,黄见于外,湿热郁蒸兼有表邪	宣肺利气,解表散寒,清热利湿,健脾和中,表里双解之剂	身黄		阳明病 (262)	伤寒瘀热在里,身必黄,麻黄连轺赤小豆汤主之
(86) 桂枝加芍药汤	太阳病误下虚其中,腹满时痛属太阴,阳邪下陷气血不和,肠胃阴虚拘挛疼痛	调脾和中,止痛,用阴和阳之法	腹满时痛		太阴病 (279)	本太阳病,医反下之,因而腹满时痛者,属太阴病,桂枝加芍药汤主之;大实痛者,桂枝加大黄汤主之

（续 表）

方号 方名	经方要义		脉证		篇名与 条文号	经文节录
	主治	附注	证候	脉象		
(87) 桂枝 加芍 药大 黄汤	同上证而加 重，兼阳明 大实痛，腐 秽积滞壅遏 气机	除脾家痛痧	腹满大实痛		太阴病 (279)	本太阳病，医反下之，因 而腹满时痛者，属太阴 病，桂枝加芍药汤主之； 大实痛者，桂枝加大黄汤 主之
(88) 麻黄 细辛 附子 汤	少阴始病， 发热脉沉 （少阴太阳 "两感"）	助正驱邪， 表里双解， 阳气振则寒 邪外达	发热	沉	少阴病 (301)	少阴病始得之，反发热， 脉沉者，麻黄细辛附子汤 主之
(89) 麻黄 附子 甘草 汤（即 麻附 甘汤）	少阴受邪， 无里证者	温经发汗， 助正驱邪， 使邪从表解 （少阳感寒 之微汗法）			少阴病 (302)	少阴病得之二三日，麻黄 附子甘草汤微发汗。以 二三日无里证，故微发汗 也
	风水脉沉	发汗以散风 水	虚胀	沉小	《金匮》 水气 (26)	水之为病，其脉沉小，属 少阴，浮者为风；无水，虚 胀者为气。水，发其汗即 已。脉沉者宜麻黄附子 汤，浮者宜杏子汤
(90) 黄连 阿胶 汤	少阴病，心 烦不得卧， 肾阴不足， 心火偏亢。 少阴阴虚热 化证	治少阴热化 之剂，补心 血以除热， 心肾得交， 水火既济	心中烦，不得 卧		少阴属 (303)	少阴病，得之二三日以 上，心中烦，不得卧，黄连 阿胶汤主之
(91) 附子 汤	少阴病，恶 寒身体痛， 寒湿凝滞阳 气不达，阴 血不能正常 运行。少阴 阳虚寒化证	治少阴寒化 之剂，温里 散寒，益气 补虚	口中和，背恶 寒，身体痛，手 足寒，骨节痛	沉	少阴病 (304) (305)	少阴病得之一二日，口中 和，其背恶寒者，当灸之， 附之汤主之 少阴病，身体痛，手足寒， 骨节痛，脉沉者，附子汤 主之

（续　表）

方号方名	经方要义		脉证		篇名与条文号	经文节录
	主治	附注	证候	脉象		
（91）附子汤	妊娠腹痛，少腹如扇，阳虚寒盛，不能温煦胞宫	温藏散寒，暖宫安胎	发热，胎愈胀，腹痛恶寒，少腹如扇	弦	《金匮》妇人妊娠（3）	妇人怀娠六七月，脉弦发热，其胎愈胀，腹痛恶寒者；少腹如扇，所以然者，子藏开故也，当以附子汤温其藏
（92）桃花汤	少阴病下利脓血，脾肾阳虚，下焦滑脱	温肠涩滑补虚，涩可固脱	下利便脓血		少阴病（306）	少阴病，下利便脓血者，桃花汤主之
	少阴病腹痛，小便不利，下利脓血	温肠涩滑补虚，涩可固脱	腹痛，小便不利，下利不止，便脓血		少阴病（307）	少阴病，二三日至四五日，腹痛，小便不利，下利不止，便脓血者，桃花汤主之
	下利便脓血	温肠涩滑补虚，涩可固脱	下利，便脓血		《金匮》下利（42）	下利便脓血者，桃花汤主之
（93）猪肤汤	少阴病咽痛，下利胸满心烦（利后伤阴）	滋润解热，急则治标	下利咽痛，胸满心烦		少阴病（301）	少阴病，下利，咽痛，胸满，心烦，猪肤汤主之
（94）甘草汤	少阴咽痛（客热为患）	缓中补虚，清热止痛	咽痛		少阴病（311）	少阴病二三日，咽痛者，可与甘草汤；不瘥与桔梗汤
（95）桔梗汤	少阴咽痛（客热挟痰）	清热缓痛，宣肺豁痰，润肺气以清肺热	咽痛		少阴病（311）	少阴病二三日，咽痛者，可与甘草汤；不瘥与桔梗汤
	肺痈吐脓，热伤血脉	解肺毒，排痈脓	咳，胸满，振寒咽干，浊唾腥臭，吐脓	数	《金匮》肺痈（12）	咳而胸满，振寒，时时浊唾腥臭，脉数咽干不渴，久久吐脓如米粥者，为肺痈，桔梗汤主之

（续　表）

方号方名	经方要义		脉证		篇名与条文号	经文节录
	主治	附注	证候	脉象		
(96)苦酒汤	少阴病咽伤生疮，痰火互结咽糜阻塞	消肿解毒，散结降火	咽中伤生疮，不能言声不出		少阴病（312）	少阴病，咽中伤、生疮、不能语言，声不出者，苦酒汤主之
(97)半夏散及汤	少阴咽中痛，外风寒内痰热	散寒降痰，止咳	咽痛		少阴病（313）	少阴病，咽中痛，半夏散及汤主之。（注：半夏有毒，不当散服）
(98)白通汤	少阴下利	通阳驱邪	下利		少阴病（314）	少阴病，下利，白通汤主之
	少阴下利，脉微	通阳驱邪	下利	微	少阴病（315）	少阴病，下利，脉微者，与白通汤；（利不止，厥逆无脉，干呕，烦者，白通加猪胆汁汤主之。服汤，脉暴出者死；微续者生）
(99)白通加猪胆汁汤	少阴下利不止，厥逆无脉，干呕烦躁者（阴阳两伤）	通阳驱邪，导阳气以下济（阴阳两顾）	利不止，厥逆，干呕，烦	无脉	少阴病（315）	少阴病，下利，脉微者，与白通汤；利不止，厥逆无脉，干呕，烦者，白通加猪胆汁汤主之。（服汤，脉暴出者死；微续者生）
(100)通脉四逆汤	少阴病，下利清谷，里寒外热，脉微欲绝（少阴病格阳证）	通脉散寒，阳回阴复	下利清谷，里寒外热，手足厥逆，面色赤（腹痛干呕咽痛）	微欲绝（脉不出）	少阴病（317）	少阴病，下利清谷，里寒外热，手足厥逆，脉微欲绝，身反不恶寒，其人面色赤；或腹痛，或干呕，或咽痛，或利止脉不出者，通脉四逆汤主之
	下利清谷，汗出而厥，（里寒外热）	温经固表，使阳气交通内外	下利清谷，里寒外热，汗出而厥		厥阴病（370）《金匮》下利（45）	下利清谷，里寒外热，汗出而厥者，通脉四逆汤主之

（续　表）

方号 方名	经方要义		脉证		篇名与 条文号	经文节录
	主治	附注	证候	脉象		
（101） 四逆 散	少阴四逆，见或证者（阳郁不伸）	舒木培土，水患自愈	四逆。（咳、悸、腹中痛，小便不利，泄利下重）		少阴病 （318）	少阴病，四逆，其人或咳，或悸，或小便不利，或腹中痛，或泄利下重者，四逆散主之
（102） 乌梅 丸	伤寒脉微而厥，藏寒吐蛔，病者静复时烦（蛔厥）	寒热并用，攻补兼施，温藏驱蛔，兼治久利，蜜丸少与而渐加，缓则治其本也	厥，肤冷，吐蛔，时烦，得食而呕	微	厥阴病 （338） 《金匮》 蛔虫病 （7）（8）	伤寒脉微而厥，至七八日肤冷（其人躁，无暂安时者），此为藏厥，非蛔厥也。蛔厥者，其人当吐蛔。今病者静，而复时烦者，此为藏寒。蛔上入其膈故烦，须臾复止；得食而呕，又烦者，蛔闻食臭出，其人常自吐蛔。蛔厥者，乌梅丸主之。又主久利
（103） 当归 四逆 汤	手足厥寒，脉细欲绝，厥阴的四逆证。血虚感寒阳气被阻	回阳养血驱寒，温通血脉，调和阴阳	手足厥寒	细欲绝	厥阴病 （351）	手足厥寒，脉细欲绝者，当归四逆汤主之
（104） 当归四 逆加吴 茱萸生 姜汤	上证而有久寒	回阳养血，驱寒温胃	手足厥寒，内有久寒	细欲绝	厥阴病 （352）	手足厥寒，脉细欲绝者，当归四逆汤主之。若其人内有久寒者，宜当归四逆加吴茱萸生姜汤
（105） 麻黄升 麻汤	大下后手足厥逆，唾脓血下利不止，邪郁于里寒热错杂，上热下寒表里不解，气血阴阳难以顺接，正虚邪陷不易调治	发越郁阳，和解表里，清上温下，扶正益阴	手足厥逆，咽喉不利，唾脓血，泄利不止	寸沉尺下部脉不至	厥阴病 （357）	伤寒六七日，大下后，寸脉沉而迟，手足厥逆，下部脉不至，喉咽不利，唾脓血，泄利不止者，为难治。麻黄升麻汤主之

（续　表）

方号 方名	经方要义		脉证		篇名与 条文号	经文节录
	主治	附注	证候	脉象		
（106） 干姜黄 芩黄连 人参汤	吐下后，食 入口即吐 （寒格）	除胃热肠寒	食入口即吐		厥阴病 （259）	伤寒本自寒下，医复吐 下之，寒格，更逆吐下； 若食入口即吐，干姜黄 芩黄连人参汤主之
（107） 白头 翁汤	热利下重	除热止利	热利下重		厥阴病 （371） 《金匮》 下利 （42）	热利下重者，白头翁汤 主之
	下利欲饮水 （厥阴热利）	除热止利	下利，欲饮水		厥阴病 （373）	下利欲饮水者，以有热 故也，白头翁汤主之
（108） 四逆 加人 参汤	恶寒脉微， 亡血利止 （阳虚及阴 亡血伤津）	回阳生津， 益血补虚	恶寒，下利，利 止，亡血	微	霍乱 （385）	恶寒，脉微而复利，利 止，亡血也，四逆加人 参汤主之
（109） 理中丸 （即人参 汤）	中焦虚寒， 下利不止	温中散寒 （利在下焦 不可与）	心下痞鞕，下 利不止		太阳病 （159）	伤寒服汤药，下利不 止，心下痞鞕，服泻心 汤已，复以他药下之， 利不止；医以理中与 之，利益甚。理中者， 理中焦，此利在下焦， 赤石脂禹余粮汤主之。 复不止者，当利其小便
	霍乱寒多， 不用水者 （寒霍乱）	温中散寒	头痛，发热，身 疼痛，寒多		霍乱 （386）	霍乱，头痛，发热，身疼 痛，热多欲饮水者，五 苓散主之；寒多不用水 者，理中丸主之
	大病瘥后喜 唾（气虚而 胸上有寒）	温中散寒	喜唾，久不了 了，胸上有寒		阴阳易 瘥后劳 复[396]	大病瘥后，喜唾，久不 了了，胸上有寒，当以 丸药温之，宜理中丸

方号 方名	经方要义		脉证		篇名与条文号	经文节录
	主治	附注	证候	脉象		
(109) 理中丸（即人参汤）	胸痹，胸满胁下逆抢心，胸及脘胁阳气虚	温中散寒，除心中痞	心中痞气，胸满，胁下逆抢心		《金匮》胸痹(5)	胸痹，心中痞气，气结在胸，胸满胁下逆抢心，枳实薤白桂枝汤主之，人参汤亦主之
(110) 通脉四逆加猪胆汁汤	汗吐下后，肢厥拘急，脉微欲绝（阴阳两虚）	通阳驱邪，散寒固脱，启下焦之生阳，补将竭之津液	汗出，厥四肢拘急	微欲绝	霍乱(290)	吐已下断，汗出而厥，四肢拘急不解，脉微欲绝者，通脉四逆加猪胆汁汤主之
(111) 烧裈散	阴阳易，少腹里急，引阴中拘挛，形气皆虚，余毒入阴中，冲行督脉为病	治因经血夺上热下寒者（尚有待研究）	身重少气，头重眼中生花，少腹里急，引阴中拘挛，热上冲胸，膝胫拘急		阴阳易(392)	伤寒阴阳易之为病，其人身体重，少气，少腹里急，或引阴中拘挛，热上冲胸，头重不欲举，眼中生花，膝胫拘急者，烧裈散主之
(112) 枳实栀子豉汤	大病瘥后，劳复和食复	清热消食	劳复		阴阳易瘥后劳复(393)	大病瘥后劳复者，枳实栀子豉汤主之。若有宿食者，内大黄如博棋子五六枚，服之愈
(113) 牡蛎泽泻散	大病瘥后，下焦气化失常，湿热壅滞膀胱不泻，腰以下有水气	利小便以消下肿，去水而不伤津液	腰以下有水气		阴阳易瘥后(395)	大病瘥后，从腰以下有水气者，牡蛎泽泻散主之
(114) 竹叶石膏汤	伤寒瘥后，虚羸少气，气逆欲吐（虚热证治）	补气生津，清热降逆	虚羸少气，气逆欲吐		阴阳易瘥后(397)	伤寒解后，虚羸少气，气逆欲吐，竹叶石膏汤主之

经方证治第二表

方号 方名	经方要义		脉证		篇名与 条文号	经文节录
	主治	附注	证候	脉象		
(115) 瓜蒌 桂枝 汤	柔痉，风淫 于外，津伤 于内，筋脉 失于濡养	解肌祛邪， 舒缓筋脉， 驱风寒，存 阴	身体强，几几 然	沉迟	痉湿暍 (11)	太阳病，其证备，身体强， 几几然，脉反沉迟，此为 痉，栝蒌桂枝汤主之
(116) 麻黄 加术 汤	湿家（寒湿 表实）	若无热阳微 则不可汗， 发汗而不致 过汗，能并 行表里之湿	身烦疼		痉湿暍 (20)	湿家，身烦疼，可与麻黄 加术汤发其汗为宜，慎不 可以火攻之
(117) 麻杏 苡甘 汤	风湿（表实）	药量轻力 缓，属微汗 之剂，湿家 风湿湿痹皆 可用	一身尽疼，发 热，日晡所剧		痉湿暍 (21)	病者一身尽疼，发热，日 晡所剧者，名风湿。此病 伤于汗出当风，或久伤取 冷所致也。可与麻黄杏 仁薏苡甘草汤
(118) 防己 黄芪 汤	风湿（表虚）	扶表逐湿， 兼治风水	身重，汗出，恶 风	浮	痉湿暍 (22) 水气病 (22)	风湿（风水），脉浮身重， 汗出恶风者，防己黄芪汤 主之
	风水	湿从下受， 湿多风少	或头汗，但下 重，腰以下肿 及阴，难以屈 伸	浮	水气病 附《外 台》方	风水，脉浮为在表，其人 或头汗出，表无他病，病 者但下重，从腰以上为 和，腰以下当肿及阴，难 以屈伸
(119) 一物 瓜蒂 汤	太阳中暍， 中暍挟湿之 变证	去身面四肢 之水气，水 去暑无所依 而解	身热疼重	微弱	痉湿暍 (27)	太阳中暍，身热疼重，而 脉微弱，此以夏月伤冷 水，水行皮中所致也。一 物瓜蒂汤主之
	诸黄		诸黄		黄疸病 附	瓜蒂汤治诸黄

（续　表）

方号 方名	经方要义		脉证		篇名与 条文号	经文节录
	主治	附注	证候	脉象		
(120) 百合 知母 汤	百合病或大病瘥后，发汗伤津，肺阴更亏，虚热加重	养肺阴清肺热			百合狐蜮阴阳毒(2)	百合病发汗后者，百合知母汤主之
(121) 滑石代赭汤	百合病误下，阴液伤，胃气上逆	用重坠之品清热兼使邪自下泄			百合狐蜮阴阳毒(3)	百合病，下之后者，滑石代赭汤主之
(122) 百合鸡子黄汤	百合病误吐，肺胃之阴受损	清热兼补中虚			百合狐蜮阴阳毒(4)	百合病，吐之后者，百合鸡子黄汤主之
(123) 百合地黄汤	百合病，迁延失治	除气血中热			百合狐蜮阴阳毒(5)	百合病，不经吐下发汗，病形如初者，百合地黄汤主之
(124) 百合洗方	病久，邪热聚肺	除热止渴	渴		百合狐蜮阴阳毒(6)	百合病，一月不解，变成渴者，百合洗方主之
(125) 瓜蒌牡蛎散	洗后不瘥，热盛津伤	引热下行，生津止渴	渴不瘥		百合狐蜮阴阳毒(7)	百合病，渴不瘥者，瓜蒌牡蛎散主之
(126) 百合滑石散	百合变证，久不愈兼发热	热从小便去	发热		百合狐蜮阴阳毒(8)	百合病，变发热者（一作发寒热）百合滑石散主之
(127) 苦参汤	下部湿毒	清血中湿毒，杀虫	（状如伤寒，默默欲眠，目不得闭，卧起不安，不欲饮食，恶闻食臭，面目乍赤、乍黑、乍白。）蚀于下部则咽干		百合狐蜮阴阳毒(10)(11)(12)	狐蜮之为病，状如伤寒，默默欲眠，目不得闭，臣起不安，蚀于喉为蜮，蚀于阴为狐，不欲饮食，恶闻食臭，其面目乍赤、乍黑、乍白，蚀于上部则声喝（一作嘎），甘草泻心汤主之。 蚀于下部则咽干，苦参汤洗之。蚀于肛者，雄黄熏之

（续　表）

方号方名	经方要义		脉证		篇名与条文号	经文节录
	主治	附注	证候	脉象		
（128）雄黄熏法	湿毒,糜烂于下	燥湿,解毒,杀虫	蚀于肛者		百合狐蜮阴阳毒(12)	蚀于下部则咽干,苦参汤洗之。蚀于肛者,雄黄熏之
（129）赤小豆当归散	热瘀血腐成脓	排痈脓	微烦汗出,默默但欲卧,目先赤后四眦黑,能食者,脓已成	数	百合狐蜮阴阳毒(13)	病者脉数,无热微烦,默默但欲卧,四日,目赤如鸠汗出。初得之三眠,七八日目四眦黑;若能食者,脓已成也。赤小豆当归散主之
	近血	脏毒下血	近血,先血后便		惊悸吐衄下血(16)	下血,先血后便,此近血也,赤小豆当归散主之
（130）升麻鳖甲汤	阳毒	邪在阳分,热伤肺胃,利于速散	面赤斑斑如锦纹,咽喉痛,唾脓血		百合狐蜮阴阳毒(14)	阳毒之为病,面赤斑斑如锦纹,咽喉痛,唾脓血。五日可治,七日不可治,升麻鳖甲汤主之
（131）升麻鳖甲去雄黄蜀椒汤	阴毒	邪在阴分,血凝气滞,助正以行血	面目青,身痛如被杖,咽喉痛,唾脓血		百合狐蜮阴阳毒(15)	阴毒之为病,面目青,身痛如被杖,咽喉痛,唾脓血。五日可治,七日不可治,升麻鳖甲汤去雄黄蜀椒主之
（132）鳖甲煎丸	疟母,癥结在胁下,病邪依附痰血	急治之,行气逐血,软坚化痰,扶正祛邪	癥瘕		疟病(2)	病疟,以月一日发,当以十五日愈;设不瘥,当月尽解。如其不瘥,当云何?师曰:此结为癥瘕,名曰疟母,急治之,宜鳖甲煎丸
（133）白虎加桂枝汤	温疟	引白虎药力以解肌(白虎清热养胃阴,桂枝和营卫),清热略兼解表	身无寒但热,骨节疼烦,时呕	如平	疟病(4)	温疟者,其脉如平,身无寒但热,骨节疼烦,时呕,白虎加桂枝汤主之

（续　表）

方号方名	经方要义		脉证		篇名与条文号	经文节录
	主治	附注	证候	脉象		
（134）蜀漆散	牝疟	截疟祛痰，助阳镇逆	疟多寒		疟病（5）	疟多寒者，名曰牝疟，蜀漆散主之
附（牡蛎汤）	牝疟	散结通阳，截疟软坚			疟病附《外台》方	治牝疟
附（柴胡去半夏加瓜蒌根汤）	疟病发渴	和解少阳，攻补兼施	渴		疟病附《外台》方	治疟病发渴者，亦治劳疟。柴胡去半夏加瓜蒌根汤
（135）侯氏黑散	大风直侵脏腑	健脾补气，行血开痹，转大气，驱风邪，通心肾，活经络	心中恶寒不足，四肢烦重		中风历节附	侯氏黑散：治大风，四肢烦重，心中恶寒不足者
	热瘫痫	清热除风	热瘫痫		中风历节附	风引汤：除热瘫痫
（136）风引汤	大人风引，小儿惊痫	清热除风	风引瘛疭或脚气		中风历节附	治大人风引，少小惊痫瘛疭，日数十发，医所不疗除热方。巢氏云：脚气宜风引汤
（137）防己地黄汤	阳狂，血虚生热	养血以息风，散血分风热	如狂状妄行，独语不休	浮	中风历节附方	防己地黄汤：治病如狂状，妄行，独语不休，无寒热，其脉浮（无寒热一本无热）
（138）头风摩散	头风	外治，驱皮肤风			中风历节附方	头风摩散
（139）桂枝芍药知母汤	历节风，风邪乘肝肾之虚，淫于筋骨之间	散风湿，除热，降逆止呕	诸肢节疼痛，身体尪羸，脚肿头眩，短气欲吐		中风历节（8）	诸肢节疼痛，身体尪羸，脚肿如脱，头眩短气，温温欲吐，桂枝芍药知母汤主之

（续　表）

方号 方名	经方要义		脉证		篇名与 条文号	经文节录
	主治	附注	证候	脉象		
（140） 乌头 汤	寒湿历节，风少寒多闭于关节筋脉肌肉之间	温阳散寒，逐湿通痹，止痛	历节疼痛，不可屈伸		中风历节（10）	病历节不可屈伸，疼痛，乌头汤主之
	风寒脚气，风寒入肝，筋脉拘急	温阳散寒，逐湿通痹，止痛	脚气疼痛，不可屈伸		中风历节附方	乌头汤：治脚气疼痛，不可屈伸
	寒疝，风寒入脏邪随寒化	温阳散寒，逐湿通痹止痛	腹中绞痛，五脏拘急，阴缩，手足厥逆		腹满寒疝宿食附《外台》方	乌头汤：治寒疝腹中绞痛，贼风入攻五脏，拘急不得转侧，发作有时，使人阴缩，手足厥逆
（141） 矾石汤	缓风，湿毒上冲	去湿消肿，却水护心	脚气冲心		中风历节附方	矾石汤：治脚气冲心
附 （续命汤）	中风痱，邪扰正虚，筋骨不用	攻补兼施，寒热并行	身不自持，不能转侧，不知痛处，或拘急		中风历节附《古今录验》方	续命汤：治中风痱，身体不能自收，口不能言，冒昧不知痛处或拘急不得转侧
附 （千金三黄汤）	中风，手足拘急	散寒清热，补虚息风	手足拘急，百节疼痛，烦热心乱，恶寒，经日不欲饮食		中风历节附《千金》方	三黄汤：治中风手足拘急，百节疼痛，烦热心乱，恶寒，经日不欲饮食
附 （近效术附汤）	风虚头眩，肾胃空虚，风邪乘之	助阳温肌，益精气，补脾胃	头重眩苦极不知食味		中风历节附《近效》方	术附汤：治风虚头重眩，苦极，不知食味，暖肌补中，益精气
（142） 黄芪桂枝五物汤	血痹身体顽麻，气虚邪入阴经	温阳行痹阴阳形气俱不足，勿刺以针，而调以甘药	身体不仁，如风痹状	寸口关上微，尺中小紧	血痹虚劳（2）	血痹，阴阳俱微，寸口关上微，尺中小紧，外证身体不仁，如风痹状，黄芪桂枝五物汤主之

方号 方名	经方要义		脉证		篇名与 条文号	经文节录
	主治	附注	证候	脉象		
（143） 桂枝 龙骨 牡蛎 汤	虚劳失精亡血，火不摄水，阳泛精枯	补虚调阴阳，潜镇固涩	少腹弦急，阴头寒，目眩发落，清谷亡血，男失精，女梦交	极虚芤迟芤动微紧	血痹虚劳（8）	夫失精家，少腹弦急，阴头寒。目眩，发落，脉极虚芤迟，为清谷亡血失精；脉得诸芤动微紧，男子失精，女子梦交，桂枝龙骨牡蛎汤主之
附 （天雄散）	虚劳失精亡血，火不摄水，阳泛精枯	补阳摄明	失精		血痹虚劳附	天雄散与上栏同，主失精
（144） 黄芪建 中汤	虚劳，阴阳诸不足	助气补虚	里急，诸不足		血痹虚劳（14）	虚劳里急，诸不足，黄芪建中汤主之
（145） 肾 气 丸	肾虚腰痛，膀胱气化不利	振奋肾气，补阴之虚以生气，助阳之弱以壮水	腰痛，少腹拘急，小便不利		血痹虚劳（15）	虚劳腰痛，少腹拘急，小便不利者，八味肾气丸主之
	脚气上入	驱湿散寒，去水而阴不伤，扶阳而火不升	脚气上入，少腹不仁		中风历节附	崔氏八味丸：治脚气上入，少腹不仁
	短气微饮，肾阳衰微不能化水	养肾，化饮	微饮，短气		痰饮咳嗽（17）	夫短气有微饮，当从小便去之，苓桂术甘汤主之，肾气丸亦主之
	肾亏消渴	益火壮水，复其气化	消渴，饮（1）		消渴（3）	男子消渴，小便反多，以饮一斗，小便一斗，肾气丸主之
	转胞，胞系了戾，肾气不足，膀胱气化不利	益命门火，壮肾水，化膀胱气	烦热不得卧，而反倚息，胞系了戾，不得溺，饮食如故		妇人杂病（19）	问曰：妇人病，饮食如故，烦热不得卧，而反倚息者，何也？师曰：此名转胞，不得溺也。以胞系了戾，故致此病，但利小便则愈，宜肾气丸主之

（续 表）

方号 方名	经方要义		脉证		篇名与 条文号	经文节录
	主治	附注	证候	脉象		
（146） 薯蓣丸	虚劳诸不足，风气百疾	理脾益气，补血祛风	虚劳，风气		血痹虚劳（16）	虚劳诸不足，风气百疾，薯蓣丸主之
（147） 酸枣仁汤	虚劳不得眠，肝虚心神不宁	补肝敛气，清热除痰	虚烦，不得眠		血痹虚劳（17）	虚劳虚烦，不得眠，酸枣仁汤主之
（148） 大黄䗪虫丸	五劳七伤，内有干血	除久瘀于血，以扶正气（祛瘀生新，缓中补虚）	羸瘦腹满，不能饮食，内有干血，肌肤甲错，两目黯黑		血痹虚劳（18）	五劳虚极，羸瘦腹满，不能饮食，食伤、忧伤、饮伤、房室伤、饥伤、劳伤、经络荣卫气伤，内有干血，肌肤甲错，两目黯黑，缓中补虚，大黄䗪虫丸主之
附 （獭肝散）	冷劳（寒性虚劳证）	性温杀虫（治肺痨良效）			《金匮》虚劳附《肘后》方	治冷劳，又主鬼疰一门相染
（149） 射干麻黄汤	咳而上气，痰浊壅滞	祛邪降逆消痰镇咳	咳而上气，喉中水鸡声		咳嗽上气（6）	咳而上气，喉中水鸡声，射干麻黄汤主之
（150） 皂荚丸	咳逆上气，唾浊不得眠，痰浊壅滞	祛风痰，开窍定喘	咳逆上气，时时唾浊，不得眠		咳嗽上气（7）	咳逆上气，时时唾浊，但坐不得眠，皂荚丸主之
（151） 厚朴麻黄汤	咳而脉浮，风寒挟饮	散邪除饮，敛正镇咳	咳	浮	咳嗽上气（8）（9）	咳而脉浮者，厚朴麻黄汤主之；脉沉者，泽漆汤主之
（152） 泽漆汤	咳而脉沉，结饮停水	消痰行水，补脾理肺	咳	沉	咳嗽上气（8）（9）	咳而脉浮者，厚朴麻黄汤主之；脉沉者，泽漆汤主之
（153） 麦门冬汤	火逆咳喘上气，咽喉不利，津枯虚火上炎	补中气，生津液，降逆，脾肺相生，其气自降	上气，咽喉不利		咳嗽上气（10）	火逆（一作大逆）上气，咽喉不利，止逆下气者，麦门冬汤主之

（续　表）

方号 方名	经方要义		脉证		篇名与 条文号	经文节录
	主治	附注	证候	脉象		
（154） 葶苈 大枣 泻肺 汤	肺痈喘不得卧，肺实壅滞	泻肺排痰	喘，不得卧		肺痿肺痈（11）	肺痈喘不得卧，葶苈大枣泻肺汤主之
	肺痈面肿咳喘，肺实壅滞，通调水道失职	降肺逆开气闭	胸满胀，一身面目浮肿，鼻塞清涕不闻味。咳逆上气，喘鸣迫塞		肺痿肺痈咳嗽上气（15）	肺痈胸满胀，一身面目浮肿，鼻塞清涕出，不闻香臭酸辛，咳逆上气，喘鸣迫塞，葶苈大枣泻肺汤主之
	支饮不得息，饮停痰壅，肺气不利	泻肺逐饮	不得息		痰饮咳嗽（27）	支饮不得息，葶苈大枣泻肺汤主之
（155） 越婢加 半夏汤	肺胀咳喘，目如脱状，痰饮壅塞胸中	寒温并用散邪，开闭除饮	咳而上气，喘，目如脱状	浮大	咳嗽上气（13）	咳而上气，此为肺胀，其人喘，目如脱状，脉浮大者，越婢加半夏汤主之
（156） 小青龙加 石膏汤	肺胀咳喘，烦躁，外寒内饮挟热	寒温并用散邪，驱饮除热	咳而上气，烦躁而喘	浮	咳嗽上气（14）	肺胀咳而上气者，心下有水，小烦躁而喘，脉浮青龙加石膏汤主之
附 （生姜 甘草汤）	虚寒肺痿，咳唾涎沫不止，津液受损	扶脾胃，生津液，行滞气	咳唾涎沫不止，咽燥而渴		咳嗽上气 附《千金》方	生姜甘草汤：治肺痿咳唾涎沫不止，咽燥而渴
附 （桂枝去 芍药加 皂荚汤）	肺痿吐涎沫	通营卫，利涎通窍	吐涎沫		咳嗽上气 附《千金》方	桂枝去芍药加皂荚汤：治肺痿吐涎沫
附 （桔梗 白散）	肺痈，咳吐腥臭或脓痰，热伤血脉，肉腐成脓	宣肺清热，化痰排脓	咳而胸满，振寒咽干，时时浊唾腥臭，久久吐脓如粥	数	咳嗽上气 附《外台》方	桔梗白散：治咳而胸满，振寒，脉数，咽干不渴，时时浊唾腥臭，久久吐脓如米粥者，为肺痈。（桔梗白散与五四方三物白散同）

（续 表）

方号方名	经方要义		脉证		篇名与条文号	经文节录
	主治	附注	证候	脉象		
附（苇茎汤）	肺痈，咳热烦满	下气散热，开结通瘀	咳有微热，烦满，胸中甲错		咳嗽上气 附《千金》方	苇茎汤：治咳有微热，烦满胸中甲错，是为肺痈
（157）奔豚汤	奔豚腹痛，肝气奔豚有热	解表里之风热，降逆止痛，理气血，和肝脾	气上冲胸，腹痛，往来寒热		奔豚气（2）	奔豚气上冲胸，腹痛，往来寒热，奔豚汤主之
（158）瓜蒌薤白白酒汤	胸痹，胸背痛，短气，上焦阳虚，下焦阴盛	通阳散结，豁痰下气	喘息咳唾，胸背痛，短气	寸口沉迟关上小紧数	胸痹心痛短气（3）	胸痹之病，喘息咳唾，胸背痛，短气，寸口脉沉而迟，关上小紧数，瓜蒌薤白白酒汤主之
（159）瓜蒌薤白半夏汤	胸痹心痛彻背，阳虚阴盛，痰浊较重	加半夏祛痰	不得卧，心痛彻背		胸痹心痛短气（3）	胸痹，不得卧，心痛彻背者，瓜蒌薤白半夏汤主之
（160）枳实薤白桂枝汤	胸痹，胁下逆抢心，偏实	行阳开郁，温中降气	心中痞气，胸满气结，胁下逆抢心		胸痹心痛短气（5）	胸痹，心中痞气，气结在胸，胸满，胁下逆抢心，枳实薤白桂枝汤主之，人参汤亦主之
（161）人参汤	胸痹，胁下逆抢心，偏虚	温补阳气，开郁降逆，塞因塞用，培本之法	心中痞气，胸满气结，胁下逆抢心		胸痹心痛短气（5）	胸痹，心中痞气，气结在胸，胸满，胁下逆抢心，枳实薤白桂枝汤主之，人参汤亦主之（人参汤即理中丸）
（162）茯苓杏仁甘草汤	胸痹轻证	开肺降逆行气	胸中气塞短气		胸痹心痛短气（6）	胸痹，胸中气塞，短气，茯苓杏仁甘草汤主之，橘枳姜汤亦主之
（163）橘皮枳实生姜汤	胸痹轻证	温胃，散结，降逆	胸中气塞短气		胸痹心痛短气（6）	胸痹，胸中气塞，短气，茯苓杏仁甘草汤主之，橘枳姜汤亦主之

（续　表）

方号 方名	经方要义		脉证		篇名与 条文号	经文节录
	主治	附注	证候	脉象		
（163） 橘皮 枳实 生姜汤	喉中涩燥唾沫	温胃，散结，降逆	胸中幅幅如满，噎塞习习如痒，喉中涩燥唾沫		胸痹心痛短气附《肘后》《外台》方	橘皮枳实生姜汤：治胸痹，胸中幅幅如满，噎塞习习如痒，喉中涩燥唾沫
（164） 薏苡 附子散	心痛去来，寒湿胸痹	祛寒湿，通阳气，舒筋脉	胸痹缓急		胸痹心痛（7）	胸痹缓急者，薏苡附子散主之
（165） 桂枝生姜 枳实汤	心中痞，心悬痛，痰饮寒气上逆	通阳降逆，散结除痞	心中痞，诸逆，心悬痛		胸痹心痛（8）	心中痞，诸逆，心悬痛，桂枝生姜枳实汤主之
（166） 乌头赤 石脂丸	心背彻痛不休，阴寒邪甚	散寒开闭，大散大开，兼固心气	心痛彻背，背痛彻心		胸痹心痛（9）	心痛彻背，背痛彻心，乌头赤石脂丸主之
附 （九痛丸）	九种心痛（虫、注、风、悸、食、饮、冷、热、去来痛）	行血破瘀，扶正散寒，祛邪止痛，攻补兼施	九种心痛，坠落血疾		胸痹心痛短气附《外台》方	九痛丸：治九种心痛（兼治卒中恶，腹胀痛，口不能言。又治连年积冷，流注心胸痛，并冷冲上气，落马坠车血疾等皆主之）
（167） 厚朴 七物汤	腹满发热，里有积实，兼挟表邪	表里两解	腹满，发热，饮食如故	浮数	腹满寒疝宿食（9）	病腹满，发热十日，脉浮而数，饮食如故，厚朴七物汤主之
	腹满气胀	表里两解	腹满气胀		《外台》方	主腹满气胀
	热胀，阳盛阴虚，内燥外寒	表里两解	腹胀满发热	浮数	《三因方》	腹满发热，以阳并阴，则阳实阴虚，阳盛生外热，阴虚生内热，脉为浮数，浮则为虚，数则为热，阴虚不能宣导，饮食如故，故致胀满者，为热胀

（续　表）

方号 方名	经方要义		脉证		篇名与 条文号	经文节录
	主治	附注	证候	脉象		
（168） 附子 粳米汤	腹寒雷鸣满痛，脾虚阴寒上逆	助阳散阴，降逆止呕，培土敛气	腹中寒气，雷鸣切痛，胸胁逆满，呕吐		腹满寒疝宿食（10）	腹中寒气，雷鸣切痛，胸胁逆满，呕吐，附子粳米汤主之
	霍乱四逆	助阳散阴，降逆止呕，培土敛气	四逆，吐少呕多		《外台》	霍乱四逆，吐少呕多者，附子粳米汤主之（《外台》一方有干姜一两）
	胸胁逆满，肠鸣切痛，七情相干，寒疝呕吐	助阳散阴，降逆止呕，培土敛气	中寒气胀，肠鸣切痛，胸胁逆满，呕吐不食		《三因方》	治忧怒相乘，神志不守，思虑兼并，扰乱脏气，不主传导，使诸阳不舒，反顺为逆，中寒气胀，肠鸣切痛，胸胁逆满，呕吐不食
（169） 厚朴 三物汤	腹满便闭	行气除满	腹满痛，大便闭		腹满寒疝宿食（11）	痛而闭者，厚朴三物汤主之
（170） 大建 中汤	腹连心胸大痛，脾虚阴盛阳衰，寒气搏于肠胃，外见上冲皮起	温阳散寒，健脾益气，降逆止痛	心胸大寒痛，呕不能饮食，腹寒痛不可近，上冲皮起，出见有头足		腹满寒疝宿食（14）	心胸中大寒痛，呕不能饮食，腹中寒，上冲皮起，出见有头足，上下痛而不可触近，大建中汤主之
（171） 大黄 附子汤	寒实结滞于内，阳郁发热于外	温下并行	胁下偏痛，发热	紧弦	腹满寒疝宿食（15）	胁下偏痛，发热，其脉紧弦，此寒也，以温药下之。宜大黄附子汤
（172） 赤丸	伤寒直中，四肢厥逆，脾肾阳虚，寒饮上逆	通阳散寒，逐饮降逆	厥逆		腹满寒疝宿食（16）	寒气厥逆，赤丸主之
（173） 大乌 头煎	寒疝绕脐痛，内外寒袭，表里兼痹，阴盛阳衰重证	大辛大热峻剂，散寒止痛	腹痛恶寒，不欲食，绕脐痛，发则白津出，手足厥冷	弦紧 沉紧	腹满寒疝宿食（17）	腹痛脉弦而紧，弦则卫气不行，即恶寒；紧则不欲食，邪正相搏，即为寒疝。寒疝绕脐痛，若发则白津出，手足厥冷，其脉沉紧者，大乌头煎主之

（续　表）

方号方名	经方要义		脉证		篇名与条文号	经文节录
	主治	附注	证候	脉象		
（174）当归生姜羊肉汤	寒疝腹痛，属血虚者	温血通经，补虚散寒	腹中痛，胁痛里急		腹满寒疝宿食（18）	寒疝腹中痛及胁痛里急者，当归生姜羊肉汤主之
	产后腹痛，血虚里寒	温血通经补虚散寒	腹中疗痛		妇人产后（4）	产后腹中疗痛，当归生姜羊肉汤主之。并治腹中寒疝，虚劳不足
（175）乌头桂枝汤	寒疝，腹痛，身痛，表里俱寒	散里寒，和营卫	腹中痛，逆冷，手足不仁，身疼痛		腹满寒疝宿食（19）	寒疝，腹中痛，逆冷，手足不仁，若身疼痛，灸刺诸药不能治，抵当乌头桂枝汤主之
附（走马汤）	心腹卒痛，属寒实者	利肺通肠，通则不痛，温下之法	心痛，腹胀，大便不通		腹满寒疝宿食附《外台》方	走马汤：治中恶，心痛腹胀，大便不通，通治飞尸鬼击病
（176）旋覆花汤	肝著，气血瘀滞气上冲胸	下气散结，和血通阳	欲蹈胸上，但欲饮热		五脏风寒积聚（7）	肝著，其人常欲蹈其胸上，先未苦时，但欲饮热，旋覆花汤主之
	半产漏下	理血通络，解郁以生新	半产漏下	寸口弦大	妇人杂病（11）	寸口脉弦而大，弦则为减，大则为芤，减则为寒，芤则为虚，寒虚相搏，此名曰革。妇人则半产漏下，旋覆花汤主之
（177）甘姜苓术汤（即肾著汤）	肾著，腰腹冷重，清湿袭虚，病起于下	温土胜水	身重，腰中冷痛，如坐水中，小便自利，腹重		五脏风寒积聚（16）	肾著之病，其人身体重，腰中冷，如坐水中，形如水状，反不渴，小便自利，饮食如故，病属下焦，身劳汗出，衣里冷湿，久久得之，腰以下冷痛，腹重如带五千钱，甘姜苓术汤主之

（续　表）

方号 方名	经方要义		脉证		篇名与 条文号	经文节录
	主治	附注	证候	脉象		
（178） 甘遂 半夏汤	留饮欲去，自利心下坚满	行水，除痰，开结	欲自利，利伏反快，心下续坚满		痰饮咳嗽（18）	病者脉伏，其人欲自利，利反快，虽利，心下续坚满，此为留饮，欲去故也。甘遂半夏汤主之
（179） 木防己汤	膈间支饮，喘满痞坚	开三焦水结，通上下之气	喘满，心下痞坚，面色黧黑	沉紧	痰饮咳嗽（24）	膈间支饮，其人喘满，心下痞坚，面色黧黑，其脉沉紧，得之数十日，医吐下之不愈，木防己汤主之；虚者即愈，实者三日复发，复与不愈者，宜木防己汤去石膏加茯苓芒硝汤主之
（180） 木防己 去石膏 加茯苓 芒硝汤	膈间支饮，喘满痞坚，水邪结实	开三焦水结，兼利饮软坚	喘满，心下痞坚，面色黧黑	沉紧	痰饮咳嗽（24）	膈间支饮，其人喘满，心下痞坚，面色黧黑，其脉沉紧，得之数十日，医吐下之不愈，木防己汤主之；虚者即愈，实者三日复发，复与不愈者，宜木防己汤去石膏加茯苓芒硝汤主之
（181） 泽泻汤	支饮冒眩，水停心下，清阳不升	补脾泻肾，除饮制水	心下有支饮，其人苦冒眩		痰饮咳嗽（25）	心下有支饮，其人苦冒眩，泽泻汤主之
（182） 厚朴 大黄汤	支饮胸满，胃家实证	疏导肠胃，荡涤实邪，去胸满，除腹满	支饮胸满		痰饮咳嗽（26）	支饮胸满者，厚朴大黄汤主之

（续　表）

方号 方名	经方要义		脉证		篇名与 条文号	经文节录
	主治	附注	证候	脉象		
	支饮呕而不渴,水饮停留于胃	燥湿降逆,散水止呕	呕家不渴		痰饮咳嗽(28)	呕家本渴,渴者为欲解,今反不渴,心下有支饮故也。小半夏汤主之
(183) 小半夏汤	黄疸病哕,胃阳为寒药所伤	温胃止哕	小便色不变,欲自利,腹满,喘哕		黄疸(20)	黄疸病,小便色不变,欲自利,腹满而喘,不可除热,热除必哕,哕者小半夏汤主之
	呕吐不食,中焦停饮	温胃止呕	诸呕吐,谷不得下		呕吐哕下利(12)	诸呕吐,谷不得下者,小半夏汤主之
(184) 己椒苈黄丸	肠间水气,腹满,舌干,肠鸣,气化不利,津不上承	分消二便,水去津生	腹满,口干,舌燥		痰饮咳嗽(29)	腹满口干舌燥,此肠间有水气,己椒苈黄丸主之
(185) 小半夏加茯苓汤	膈水眩悸,属阳虚者,清阳不升,水上凌心	温胃止呕,淡渗利水	卒呕吐,心下痞,眩悸		痰饮咳嗽(30)	卒呕吐,心下痞,膈间有水,眩悸者,半夏加茯苓汤主之
	饮家渴而呕者,新饮内停,胃失和降	行水,降逆,止呕	先渴后呕		痰饮咳嗽(41)	先渴后呕,为水停心下,此属饮家,小半夏加茯苓汤主之
附 (茯苓饮)	心胸停饮,气满不能食	健脾驱饮,消痰开胃	心胸间虚,气满,不能食		痰饮咳嗽附《外台》方	茯苓饮:治心胸中有停痰宿水,自吐出水后,心胸间虚,气满不能食,消痰气,令能食

（续　表）

方号方名	经方要义		脉证		篇名与条文号	经文节录
	主治	附注	证候	脉象		
（186）苓桂味甘汤	饮隔于胸，下焦逆气上冲，而致冒者	止冲敛肺，和脾除湿	多唾口燥，手足厥逆，气从少腹上冲胸咽，手足痹，面热如醉，气夏下流阴股，小便难，时复冒	寸沉尺微	痰饮咳嗽(36)	青龙汤下已，多唾口燥，寸脉沉，尺脉微，手足厥逆，气从小腹上冲胸咽，手足痹，其面翕热如醉状，因复下流阴股，小便难，时复冒者，与茯苓桂枝五味甘草汤，治其气冲
（187）苓桂甘干辛汤	寒饮咳满	消饮驱寒，除满止咳	冲气即低，咳，胸满		痰饮咳嗽(37)	冲气即低，而反更咳，胸满者，用桂苓五味甘草汤去桂加干姜、细辛，以治其咳满
（188）苓桂甘干辛夏汤	支饮冒而呕	消饮驱寒，除满止咳，兼化痰止口瞬	冲气复发渴反止者，冒呕		痰饮咳嗽(38)	咳满即止，而更复渴，冲气复发者，以细辛、干姜为热药也，服之当遂渴，而渴反止者，为支饮也；支饮者，法当冒，冒者必呕，呕者复内半夏，以去其水
（189）苓桂甘干辛夏杏汤	气滞形肿，兼血虚	消饮驱寒，除满止咳，兼开痹消肿	形肿		痰饮咳嗽(39)	水去呕止，其人形肿者，加杏仁主之；其证应内麻黄，以其人遂痹，故不内之。若逆而内之者，必厥。所以然者，以其人血虚，麻黄发其阳故也
（190）苓桂甘干辛夏杏黄汤	同上证兼胃热上冲，面热如醉者	消饮驱寒，除满止咳，兼涤饮攻热	面热如醉		痰饮咳嗽(40)	若面热如醉，此为胃热，上冲熏其面，加大黄以利之
（191）瓜蒌瞿麦丸	小便不利而渴，属上火下水者	除热生津以利小便，滋渗兼施，寒温并进	小便不利，渴		消渴小便不利(10)	小便不利者，有水气，其人苦渴，瓜蒌瞿麦丸主之

方号 方名	经方要义		脉证		篇名与 条文号	经文节录
	主治	附注	证候	脉象		
（192） 蒲灰散	湿热小便不利	通九窍，驱湿热	小便不利		消渴小便不利 (11)	小便不利，蒲灰散主之，滑石白鱼散、茯苓戎盐汤并主之
	厥而皮水，水邪阻隔阳气	清湿热利小便，水去肿消，阳伸厥止	厥而皮水		水气病 (27)	厥而皮水者，蒲灰散主之
（193） 滑石 白鱼散	血瘀小便不利	滋阴益气，通瘀利水	小便不利		消渴小便不利 (11)	小便不利，蒲灰散主之，滑石白鱼散、茯苓戎盐汤并主之
（194） 茯苓 戎盐汤	肾湿不行，小便不利，水蓄下焦	除阴分水湿，健脾益心肾	小便不利		消渴小便不利 (11)	小便不利，蒲灰散主之，滑石白鱼散、茯苓戎盐汤并主之
（195） 越婢 加术 汤	里水，一身面目黄肿	利小便，散水清热，除黄肿	一身面目黄肿，小便不利	沉	水气病 (5)	里水者，一身面目黄肿，其脉沉，小便不利，故令病水（假如小便自利，此亡津液，故令渴也）越婢加术汤主之
	里水，无汗有热	解表清热利水	里水		水气病 (25)	里水，越婢加术汤主之，甘草麻黄汤亦主之
	肌肉消瘦，风湿脚弱，津脱汗泄	清热利水，止汗固津	肉极，厉风，脚弱		中风历节 附《千金》方	越婢加术汤：治肉极，热则身体津脱，腠理开，汗大泄，厉风气，下焦脚弱
	皮水，表实有热	解表清热利水	皮水		附《外台》方	皮水，越婢加术汤主之；又一身面目悉肿，甘草麻黄汤主之
（196） 越婢 汤	风水，内热身肿风多水少	清内热，散水气	恶风，一身悉肿，不渴，续自汗出，无大热	浮	水气病 (23)	风水，恶风一身悉肿，脉浮，不渴，续自汗出，无大热，越婢汤主之

（续　表）

方号 方名	经方要义		脉证		篇名与 条文号	经文节录
	主治	附注	证候	脉象		
（197） 防己 茯苓汤	皮水，四肢 聂聂动，水 流皮肤，阻 遏卫气	实表行阳， 驱风泻水	四肢肿动		水气病 （24）	皮水为病，四肢肿，水 气在皮肤中，四肢聂聂 动者，防己茯苓汤主之
（198） 甘草 麻黄 汤	里水，一身 面目悉肿， 表实无汗无 热	发汗消水， 使水从外去	里水，一身面 目悉肿		水气病 （25）	里水，越婢加术汤主 之，甘草麻黄汤亦主之 （又治一身面目悉肿）
（199） 杏子汤	风水脉浮， 内水外寒有 热	通肺除风去 水		浮	水气病 （26）	水之为病，其脉沉小， 属少阴。浮者为风；无 水、虚胀者为气。水， 发其汗即已。脉沉者 宜麻黄附子汤，浮者宜 杏子汤
（200） 芪芍 桂酒 汤	黄汗身肿， 脾胃湿久生 热	解肌固表， 以逐水湿	身体肿，发热 汗出如柏汁， 渴	沉	水气病 （28）	问曰：黄汗之为病，身 体肿，发热汗出而渴， 状如风水，汗沾衣，色 正黄如柏汁，脉自沉， 何从得之？师曰：以汗 出入水中浴，水从汗孔 入得之，宜芪芍桂酒汤 主之
（201） 桂枝 加黄 芪汤	黄汗，腰髋 弛痛	益气扶阳， 调和营卫	两胫自冷，腰 以上汗出，腰 髋弛痛，如有 物在皮中状， 剧者不能食， 身疼重，烦躁， 小便不利		水气病 （29）	黄汗之病，两胫自冷， （假令发热，此属历节； 食已汗出，又身常暮卧 盗汗出者，此荣气也； 若汗出已，反发热者， 久久其身必甲错；发热 不止者，必生恶疮；若 身重汗出已，辄轻者， 久久必身瞤，瞤即胸中 痛）又从腰以上必汗出，

（续　表）

方号方名	经方要义		脉证		篇名与条文号	经文节录
	主治	附注	证候	脉象		
(201)桂枝加黄芪汤						下无汗,腰髋弛痛,如有物在皮中状,剧者不能食,身疼重、烦躁,小便不利,此为黄汗,桂枝加黄芪汤主之
	黄家,风多,湿少	发汗散邪,兼实腠理	黄家	浮	黄疸病(16)	诸病黄家,但利其小便,假令脉浮,当以汗解之,宜桂枝加黄芪汤主之
(202)桂枝去芍加麻辛附汤	水饮心下坚,气分	温散寒邪,行气以利水	心下坚,大如盘		水气病(31)	气分,心下坚,大如盘,边如旋杯,水饮所作,桂枝去芍药加麻辛附子汤
(203)枳术汤	水饮心下坚	健脾消痞,逐水以行气	心下坚,大如盘		水气病(32)	心下坚,大如盘,边如旋盘,水饮所作枳术汤主之
(204)硝石矾石散	女劳疸兼瘀血	清湿热,除瘀血,泻满润下	日晡所发热,反恶寒,膀胱急,少腹满,身尽黄,额上黑,足下热,腹胀如水状,大便必黑时溏		黄疸病(4)	黄家,日晡所发热,而反恶寒,此为女劳得之。膀胱急,少腹满,身尽黄,额上黑,足下热,因作黑疸。其腹胀如水状,大便必黑,时溏,此女劳之病,非水也。腹满者难治。硝石矾石散主之
(205)栀子大黄汤	酒黄疸,懊憹或热痛,偏于热盛者	破结泻郁热	心中懊憹,或热痛		黄疸病(15)	酒黄疸,心中懊憹,或热痛,栀子大黄汤主之
(206)猪膏发煎	诸黄,无湿而燥者	消瘀血利小便,润燥清热	诸黄		黄疸病(17)	诸黄,猪膏发煎主之
	阴吹正喧,胃实便秘者	润导大便	阴吹		妇人杂病(22)	胃气下泄,阴吹而正喧,此谷气之实也,膏发煎导之

（续　表）

方号 方名	经方要义		脉证		篇名与 条文号	经文节录
	主治	附注	证候	脉象		
（207） 茵陈 五苓散	湿重而热不甚，黄疸，渴而小便不利	散结热利水湿，除黄	黄疸		黄疸病（18）	黄疸病，茵陈五苓散主之
（208） 大黄硝石汤	黄疸，腹满小便赤，热盛里实者	清上泻下以除湿热	腹满，小便不利而赤，自汗出		黄疸病（19）	黄疸，腹满，小便不利而赤，自汗出，此为表和里实，当下之，宜大黄硝石汤
附 （麻黄醇酒汤）	黄疸，湿热在表	行阳开腠理，使邪从表解	黄疸		黄疸病附《千金》方	麻黄醇酒汤：治黄疸
（209） 半夏麻黄丸	心悸，饮闭气逆	宣阳逐饮	心下悸		惊悸吐衄下血胸满瘀血（13）	心下悸者，半夏麻黄丸主之
（210） 柏叶汤	吐血不止，气寒血脱	温中止血	吐血不止		惊悸吐衄下血胸满瘀血（14）	吐血不止者，柏叶汤主之
（211） 黄土汤	远血（先便后血）中气虚寒不能统摄	健脾温经益血以治阴结	先便后血		惊悸吐衄下血胸满瘀血（15）	下血，先便后血，此远血也，黄土汤主之
（212） 泻心汤	吐血衄血，心火盛，血妄行	寒以泻热，苦以补心	心气不足，吐血衄血		惊悸吐衄下血胸满瘀血（17）	心气不足，吐血、衄血，泻心汤主之
	热痞	泻心火，散痞气	下后心下痞（吐涎沫止）		妇人杂病（7）	妇人吐涎沫，医反下之，心下即痞，当先治其吐涎沫，小青龙汤主之。涎沫止，乃治痞，泻心汤主之

方号方名	经方要义		脉证		篇名与条文号	经文节录
	主治	附注	证候	脉象		
（213）猪苓散	胃水呕渴	健脾利水	呕吐思水		呕吐哕下利（13）	呕吐而病在膈上，后思水者解，急与之。思水者，猪苓散主之
（214）大半夏汤	胃反呕吐（胃气虚弱，脾阴不足，气机上逆）	和胃补虚，降逆润燥	胃反呕吐（或见心下痞鞕）		呕吐哕下利（16）	胃反呕吐者，大半夏汤主之。（《千金》治胃反，不受食，食入即吐。）（《外台》治呕，心下痞鞕者）
（215）大黄甘草汤	食已即吐（胃有积热，火邪上冲）	泻火缓中，通便止吐	食已即吐		呕吐哕下利（17）	食已即吐者，大黄甘草汤主之。（《外台》方又治吐水）
（216）茯苓泽泻汤	胃反吐而渴（胃有停饮）	健脾利水，通阳散饮	吐而渴欲饮水		呕吐哕下利（18）	胃反，吐而渴，欲饮水者，茯苓泽泻汤主之
（217）文蛤汤	吐后贪饮，热留津伤	清热解表，利水润燥，和胃	吐后渴欲饮水，头痛		呕吐哕下利（19）	吐后渴欲得水而贪饮者，文蛤汤主之。兼主微风脉紧、头痛
（218）半夏干姜散	干呕逆气吐涎，胃寒呕吐	温胃祛寒，降逆止呕	干呕吐逆，吐涎沫		呕吐哕下利（20）	干呕吐逆，吐涎沫，半夏干姜散主之
（219）生姜半夏汤	寒邪搏饮，结于胸中	降逆止呕，散水开结	胸中似喘、似呕、似哕，心中愦愦然无可奈何		呕吐哕下利（21）	病人胸中似喘不喘，似呕不呕，似哕不哕，彻心中愦愦然无奈者，生姜半夏汤主之
（220）橘皮汤	呕哕厥逆，胃寒阳微	宣通胃阳，降胸膈逆气	干呕，哕手足厥		呕吐哕下利（22）	干呕，哕，若手足厥者，橘皮汤主之
（221）橘皮竹茹汤	哕逆，胃虚热	补虚散逆，清胃热	哕逆		呕吐哕下利（23）	哕逆者，橘皮竹茹汤主之
（222）紫参汤	肺积下利，肠积肺痛	除心腹积聚，以固肠利肺	下利，肺痛		呕吐哕下利（46）	下利肺痛，紫参汤主之（注：肺痛不知指何症证，故存疑）

（续　表）

方号 方名	经方要义		脉证		篇名与 条文号	经文节录
	主治	附注	证候	脉象		
（223） 诃梨 勒散	气利，气虚 不固，久泻 肠滑	涩汤固脱止 泻	气利		呕吐哕 下利 （47）	气利，诃梨勒散主之
附 （黄芩 汤）	干呕下利， 中寒气虚	益胃气，温 肠寒	干呕下利		呕吐哕 下利 附《外 台》方	黄芩汤：治干呕下利
（224） 薏苡 附子 败酱 散	肠痈有脓 （慢性）	下气排脓， 行滞解毒	身有甲错而无 热，腹皮急按 之濡如肿，而 无积聚	数	疮痈肠 痈浸淫 病（3）	肠痈之为病，其身甲 错，腹皮急，按之濡如 肿状，腹无积聚，身无 热，脉数，此为肠内有 痈脓，薏苡附子败酱散 主之
（225） 大黄 牡丹 皮汤	肠痈脓未成 （急性），邪 热瘀血凝结 肠中。经脉 不通，营卫 失和	清热活血泻 下（脓已成、 未成皆可 用）	少腹肿痞，按 之痛如淋，小 便自调，时时 发热，自汗，恶 寒，下之当有 血	迟紧	疮痈肠 痈浸淫 病（4）	肠痈者，少腹肿痞，按 之即痛，如淋，小便自调，时 时发热，自汗出，复恶寒， 其脉迟紧者，脓未成，可 下之，当有血；脉洪数者， 脓已成，不可下也，大黄 牡丹汤主之
	肠痈脓未成 邪热瘀血凝 结肠中。经 脉不通，营 卫失和	清热活血泻 下	小腹重，微强 按痛，小便似 淋，时时汗出		附《诸 病源候 论》方	肠痈其病之状，小腹重 而微强，抑之即痛，小 便似淋，时时汗出
	肠痈脓未 成，邪热瘀 血凝结肠 中。经脉不 通，营卫失 和	清热活血泻 下	少腹痞坚，或 偏在膀胱左 右，色或白，小 便欲调，时自 汗，下之当有 血	迟紧	附《千 金》方	肠痈之病，少腹痞坚， 或偏在膀胱左右，其色 或白，坚大如掌热，小 便欲调，时自汗出，其 脉迟紧者，未成脓，可 下之，当有血（脉数，脓 不成不复下）

（续　表）

方号 方名	经方要义		脉证		篇名与 条文号	经文节录
	主治	附注	证候	脉象		
（226） 王不留 行散	金刃疮伤	行气血，和 阴阳	金刃伤		疮痈肠 痈浸淫 病（6）	病金疮，王不留行散主 之
（227） 排脓散	脓已成，化 毒热	除热破滞， 利气排脓	脓		疮痈肠 痈浸淫 病	排脓散
（228） 排脓汤	疮痈在上	排脓兼和胃	脓		疮痈肠 痈浸病 淫病	排脓汤
（229） 黄连粉	浸淫疮，湿 热之黄水疮	苦以燥湿， 寒以除热	浸淫疮		疮痈肠 痈浸淫 病（7） （8）	浸淫疮，从口流向四肢 者，可治；从四肢流入 口者，不可治。浸淫 疮，黄连粉主之
（230） 藜芦 甘草汤	手指臂肿 动，湿痰凝 滞，风痰在 膈	攻以吐法	手指臂肿动， 身体瞤瞤		趺蹶手 指臂肿 （2）	病人常以手指臂肿动， 此人身体瞤瞤者，藜芦 甘草汤主之
（231） 鸡屎 白散	转筋拘挛， 风湿相搏	驱风平肝， 安脾利湿， 兼治膨胀	臂脚直，转筋 入腹	上下 行微 弦	转筋阴 疝蛔 虫（3）	转筋之为病，其人臂脚 直，脉上下行，微弦，转 筋入腹者，鸡屎白散主 之
（232） 蜘蛛散	阴狐疝，寒 湿重	驱寒湿，泻 下焦结气	疝偏有大小， 时时上下		转筋阴 狐疝蛔 虫（4）	阴狐疝气者，偏有大 小，时时上下，蜘蛛散 主之
（233） 甘草 粉蜜汤	蛔虫心痛	毒以杀虫， 甘平安胃	心痛，吐涎		转筋阴 狐疝蛔 虫（6）	蛔虫之为病，令人吐 涎，心痛，发作有时，毒 药不止，甘草粉蜜汤主 之

（续 表）

方号方名	经方要义		脉证		篇名与条文号	经文节录
	主治	附注	证候	脉象		
（234）桂枝茯苓丸	癥痼下血，瘀血不去，血不归经	祛瘀化癥，小剂、量少，丸以缓之	癥痼：经断未及三月，漏下不止，脐上胎动；胎：妊娠前三月经水利，妊娠六月胎动。虾：经断三月，下血不止		妇人妊娠（2）	妇人宿有癥病，经断未及三月，而得漏下不止，胎动在脐上者，为癥痼害妊娠六月动者，前三月经水利时，胎也。下血者，后断三月虾也。所以血不止者，其癥不去故也，当下其癥，桂枝茯苓丸主之
（235）芎归胶艾汤	漏下，半产后下血，妊娠下血腹痛（因冲任虚寒者）	养血安胎，温补冲任	下血，腹痛		妇人妊娠（4）	师曰：妇人有漏下者，有半产后因续下血都不绝者，有妊娠下血者，假令妊娠腹中痛，为胞阻，胶艾汤主之
	金疮或崩伤，吐衄下血不止	湿经养血，止血定痛	唾血，吐血，下血，喘，腹痛		附《千金》方	芎归胶艾汤：主男子伤绝，或从高坠下伤五脏，微者唾血，甚者吐血及金疮伤经内绝者，并妇人产后崩伤，下血过多，虚喘欲死，腹中激痛，下血不止者，服之神良
（236）当归芍药散	妊娠腹痛，血虚肝郁，脾虚湿停	益血除湿，补脾平肝	腹疠痛		妇人妊娠（5）	妇人妊娠，腹中疠痛，当归芍药散主之
	诸腹痛	益血除湿，补脾平肝	腹中诸疾痛		妇人杂病（17）	妇人腹中诸疾痛，当归芍药散主之
（237）干姜人参半夏丸	妊娠呕吐不止，中虚痰饮凝滞	温脾降逆，补中益气	呕吐不止		妇人妊娠（6）	妊娠呕吐不止，干姜人参半夏丸主之

（续　表）

方号 方名	经方要义		脉证		篇名与 条文号	经文节录
	主治	附注	证候	脉象		
（238） 当归贝 母苦参 丸	妊娠大小便 难,血虚有 郁热	清肺解郁, 养血增津	小便难,饮食 如故		妇人妊 娠(7)	妊娠小便难,饮食如 故,当归贝母苦参丸主 之
（239） 葵子 茯苓 丸	妊娠水气,胎 致卫气不利, 气化受阻,水 湿停聚	通窍利水 （通阳不在 温,而在利 小便）	身重,小便不 利,洒淅恶寒, 起即头眩		妇人妊 娠(8)	妊娠有水气,身重,小 便不利,洒淅恶寒,起 即头眩,葵子茯苓散主 之
（240） 当归散	胎动不安, 血虚湿热	调和气血, 除湿清热			妇人妊 娠(9)	妇人妊娠,宜常服当归 散主之
（241） 白术散	胎动不安, 脾虚寒湿	健脾温中, 和血养胎			妇人妊 娠(10)	妊娠养胎,白术散主之
（242） 枳实 芍药散	腹痛烦满, 气血瘀滞	行滞和血, 止痛益胃	腹痛烦满不得 卧		妇人产 后(5)	产后腹痛,烦满不得 卧,枳实芍药散主之
（243） 下瘀 血汤	腹痛或经水 不利,热灼 干血着脐下	活血除热, 祛瘀生新	腹痛不愈,脐 下干血		妇人产 后(6)	师曰:产妇腹痛,法当 以枳实芍药散,假令不 愈者,此为腹中有干血 着脐下,宜下瘀血汤主 之。亦主经水不利
（244） 竹叶汤	中风兼阳 虚,产后或 素虚者	解风热,固 里气,祛邪 扶正,表里 兼顾	发热,面正赤, 喘,头痛		妇人产 后(9)	产后中风,发热面正 赤,喘而头痛,竹叶汤 主之
（245） 竹皮 大丸	烦乱呕逆气 血不足,热 扰胃逆	清热除烦, 和胃止呕, 安中益气	烦乱呕逆		妇人产 后(10)	妇人乳中虚,烦乱,呕 逆,安中益气,竹皮大 丸主之
（246） 白头翁 加甘草 阿胶汤	热利亡阴	清热止利, 补中救阴	下利虚极		妇人产 后(2)	产后下利虚极,白头翁 加甘草阿胶汤主之

（续　表）

方号 方名	经方要义		脉证		篇名与 条文号	经文节录
	主治	附注	证候	脉象		
附 （三物黄芩汤）	草蓐烦热，头不痛者，血虚受邪化热	清热止烦，补阴凉血	四肢苦烦热		妇人产后附《千金》方	三物黄芩汤：治妇人在草蓐自发露得风。四肢苦烦热，头痛者，与小柴胡汤；头不痛但烦者，此汤主之
附 （内补当归建中汤）	血虚腹痛，产后或虚羸之体	健脾补血，调和阴阳	虚羸不足，吸吸少气，腹中刺痛，少腹中急痛引腰背，不能饮食		妇人产后附《千金》方	内补当归建中汤：治妇人产后虚羸不足，腹中刺痛不止，吸吸少气，或苦少腹中急，摩痛引腰背，不能食饮。产后一月，日得服四五剂为善，令人强壮宜
（247） 半夏厚朴汤	梅核气，结气凝痰，阻碍咽中	降逆散结，利饮化痰	咽中如有炙脔		妇人杂病（5）	妇人咽中如有炙脔，半夏厚朴汤主之
（248） 甘麦大枣汤	脏躁，无故悲伤，抑郁思虑，心肝受损，脏阴不足，神魂欠安	补脾胃益肝阴，养心缓中宁神	悲伤欲哭数欠伸		妇人杂病（6）	妇人脏躁，喜悲伤，欲哭，像如神灵所作，数欠伸，甘麦大枣汤主之
（249） 温经汤	更年期下利下血，冲任皆虚，瘀阻少腹，荣阴亏损，血不循经	温经行瘀，补中养血	下利下血数十日不止，暮即发热，少腹里急，腹满，手掌烦热，唇口干燥，瘀血在少腹		妇人杂病（9）	问曰：妇人年五十所，病下利数十日不止，暮即发热，少腹里急，腹满，手掌烦热，唇口干燥，何也？师曰：此病属带下，何以故？曾经半产，瘀血在少腹不去。何以知之？其证唇口干燥，故知之。当以温经汤主之

方号 方名	经方要义		脉证		篇名与 条文号	经文节录
	主治	附注	证候	脉象		
	虚寒不孕，痛经，崩中下血，月水过多、过期、过少	温经行瘀，补中养血	少腹寒久不受胎，崩中去血，月水过多，月水过期不来		妇人杂病［9］方后注	亦主妇人少腹寒，久不受胎，兼取崩中去血或月水来过多、及至期不来
（249）温经汤	冲任虚寒，月经不调，经多不断，过期不来，崩中下血，半产留瘀，腹痛下利，发热唇燥，腹寒不孕	温经行瘀，补中养血	月水不调，来多不断，崩中不止，少腹急痛有寒，发热，手掌烦热，唇口燥，久不受胎，下利		《千金》	治冲任虚损，月经不调或来多不断，或过期不来，或崩中去血过多不止，又治曾经损娠，瘀血停留，少腹急痛，发热，下利，手掌烦热，唇口燥。及治少腹有寒，久不受胎
（250）土瓜根散	带下及经不调，瘀血内阻，不通则痛	行瘀调经止痛	带下，经水不利或一月再见，少腹满痛		妇人杂病（10）	带下经水不利，少腹满痛，经一月再见者，土瓜根散主之
（251）胶姜汤	漏下不止，冲任虚寒	温中养血	漏下色黑不止		妇人杂病（12）	妇人陷经漏下，黑不解，胶姜汤主之
（252）大黄甘遂汤	少腹满如敦状，水与血结血室，产后荣阴不足	下血逐水，祛邪扶正	少腹满如敦，小便微难，不渴		妇人杂病（13）	妇人少腹满，如敦状，小便微难而不渴，生后者，此为水与血俱结在血室也，大黄甘遂汤主之
（253）矾石丸	经闭带下，于血兼湿热	阴道坐药，祛水除热，破结润燥	经水闭不利，下白物		妇人杂病（15）	妇人经水闭不利，藏坚癖不止，中有干血，下白物，矾石丸主之
（254）红兰花酒	腹中刺痛，外邪人内，气血瘀结	活血止痛，治风先治血，血行风自灭	腹中血气刺痛		妇人杂病（16）	妇人六十二种风，及腹中血气刺痛，红兰花酒主之

（续　表）

方号 方名	经方要义		脉证		篇名与 条文号	经文节录
	主治	附注	证候	脉象		
（255） 蛇床 子散	阴中寒湿	坐药，温寒 除湿	阴中寒		妇人杂 病（20）	妇人阴寒，温阴中坐 药，蛇床子散主之
（256） 狼牙汤	阴疮蚀烂， 湿热下注	除湿热杀虫	阴中生疮蚀烂	少阴 脉滑 而数	妇人杂 病（21）	少阴脉滑而数者，阴中 即生疮，阴中蚀疮烂 者，狼牙汤洗之
（257） 小儿疳 虫蚀齿 方	小儿胃疳生 虫	清热杀虫	疳虫蚀齿			小儿疳虫蚀齿方，疑非 仲景方

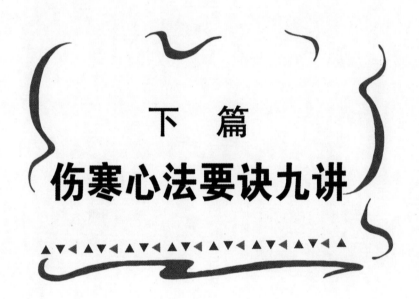

下　篇

伤寒心法要诀九讲

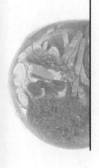

第一讲　六经正证

伤寒传经从阳化热、从阴化寒原委

《伤寒心法要诀》原文

六经为病尽伤寒　　气同病异岂期然
推其形藏原非一　　因从类化故多端
明诸水火相胜义　　化寒变热理何难
漫言变化千般状　　不外阴阳表里间

六经即太阳、阳明、少阳、太阴、少阴、厥阴。《伤寒论》以六经作为对所有疾病"辨证论治"的总纲。

六淫之气(风、寒、暑、湿、燥、火)使人生病,病因就这么简单。但每人在感邪之后,病症却不一样,难以预知。因为每人体质各不相同,病症也不同。

阳气盛的人患病后易从阳化热;阴气盛的人易从阴化寒。正气强而邪气盛的人,多成实证;正气弱,病邪久缠,多成虚证。千般变化,不离六经,不出寒热、阴阳、虚实、表里等范畴。

太阳①风邪伤卫②脉证

《伤寒心法要诀》原文

中风伤卫脉浮缓　　头项强痛恶寒风
病即发热汗自出　　鼻鸣干呕桂枝功

[注解]
①太阳:主一身之表,太阳病为表证。
②卫:是体表的卫阳之气,风为阳邪,卫为阳气,以阳从阳,故风邪侵入,多半伤人卫气。

太阳中风，即风邪入侵，损伤维护体表的卫阳之气。

中风的脉象浮而缓。

症状：头痛，项部有些强紧和疼痛，转动不自如；怕风畏寒，一开始得病就发热；身上经常有微汗；有时还有鼻子不通畅、出入气有声和干呕气逆的症状。

遇到这种病人，用桂枝汤疏解肌表的风邪，调和荣卫之气，能收到很好的功效。

太阳寒邪伤营脉证

《伤寒心法要诀》原文

伤寒伤营脉浮紧　头疼身痛恶寒风

无汗而喘已未热　呕逆麻黄汤发灵

太阳伤寒，是因寒邪侵犯了人体的营血之气而成的。

伤寒的脉象：浮而紧劲有力。

症状：头痛，身痛，恶寒怕风，身上无汗，并有气喘和呕逆的证候。这时虽然或已见发热，或是未见发热，但都可确诊为伤寒病。

可用麻黄汤发伤寒表实之汗，以散营中寒邪，是很灵验的。

阳明热病脉证

《伤寒心法要诀》原文

白虎烦渴热阳明　汗出身热脉长洪①

不恶寒兮反恶热　合柴兼见少阳经

[注解]

①脉长洪：脉搏超过寸、尺的部位，并且充盈宽阔，叫作长洪脉。

白虎汤这个方子，一般是用于治疗心烦、口渴、热在阳明经的病证。

这种病的病机：太阳表证虽然已经没有了，但邪气并未外解，而是内传阳明，但尚未敛结于肠胃结成燥屎。此时热势渐深，充斥内外，表里俱热，就叫作阳明经热病。

症状：除心烦、口渴引饮之外，还见到汗出、身上热度很高、脉搏长洪（脉搏超过寸、尺的部位，并且充盈宽阔）、不怕风寒反怕火热等一系列阳明经热病的症状。

这时可用白虎汤清解阳明表里散漫的热邪。

如果上述阳明热证未愈，兼传到少阳经时，必然出现少阳经的脉弦，往来寒热、口苦、耳聋、目眩、喜呕、胸胁疼痛等症状。在治疗时,就应该用白虎汤合小柴胡汤,以清解阳明、少阳两经的邪热。

阳明府病脉证

《伤寒心法要诀》原文

胃实脉大府阳明[①]　大便难兮脾约[②]同
蒸蒸[③]潮热[④]濈濈汗[⑤]　满痛始可议三承[⑥]

[注解]

①府阳明:指病邪传入胃府而成不了大便,内实满痛、胃家实的阳明病,即《伤寒论》中的正阳阳明。

②脾约:病名。因太阳之邪,乘胃中燥热传入阳明,虽然没有大便,但不感痛苦,这是因为胃无津液,脾气无以转输如同穷约,故名脾约,即《伤寒论》中的太阳阳明。

③蒸蒸:形容病人发热转甚,自内而外,热势蒸蒸有力的样子。这是阳明里热太盛所致。

④潮热:发热而有定时,如潮汐有信,叫作潮热。阳明病潮热多发于午后两时至六时。

⑤濈濈汗:形容连绵不断出汗的样子。

⑥三承:指大承气汤、小承气汤、调胃承气汤而言。

胃实,指热邪已传入阳明之府,胃肠已成燥实,所以脉象当见洪大有力,即为阳明府病。但是由于肠胃燥结的程度不同,因而又有"胃家实""大便难"和"脾约"不同症状的区分。

例如:太阳病因汗、下、利小便伤了津液,胃中干燥,太阳之邪乘胃燥而传入阳明胃府,致使小便反数、大便硬结,叫作脾约,也就是太阳阳明;也有的病人阳气素盛,或者内有宿食,太阳之邪传入阳明胃府后,与燥热或宿食聚结,以致大便秘结、腹部胀满疼痛,叫作胃家实,也就是正阳阳明;还有的病人,病已传到少阳经,本应当和解,反而误用了发汗、利小便的治疗方法,以致伤了津液,胃中燥热,病邪传入阳明胃府,致使大便困难,叫作大便难,也就是少阳阳明。这三种阳明病,以太阳阳明最轻,少阳阳明较重,正阳阳明最重。

以上三种阳明的胃实证,尽管程度不同,原则上都是可以用下法的,但具体到治疗上还有轻重的分别,必须见到蒸蒸发热,身体和手足濈濈然汗出,或者腹部胀满而不减轻,或者腹中疼痛拒绝按摩,这样确属府证成实无疑,才可以根据它的症之轻重,选用三承气汤及麻仁丸等下法治疗。

阳明慎汗、慎清、慎下

《伤寒心法要诀》原文

阳明表证反有汗　　桂枝加葛中风传
热证无汗亡津液　　燥渴仍从白虎痊
胃实汗热原应下　　恶寒浮缓表为先
欲知定硬①识矢气②　不转③微涩④下之冤
舌滑尿白小便数　　便硬休攻导⑤自安
小便数多知便硬　　无苦数少是津还

［注解］

①定硬：定，当肯定讲；硬，指大便燥结成硬。定硬，是说大便硬结肯定无疑的意思。

②矢气：俗称"出虚恭"。

③不转：转，当转动讲；不转，就是不动。言服小承气汤后，肠中没有燥屎可以转动，因此就不见矢气的现象。

④微涩：微脉似有似无，涩脉往来不利，微、涩同见，主气血双亏。

⑤导：用外导方法通导大便排出。

　　阳明经表受邪的葛根汤证，应当是无汗的，现在反而有汗，这是从太阳中风传来的邪气，所以仍然应当从表解，故用桂枝加葛根汤来治疗。

　　阳明热证的白虎汤证，应该见到汗出，现在反而无汗，这是由于在治疗中或吐，或汗，或下，伤了津液的缘故。这时候如果病人出现燥渴引饮的症状，即使不见汗出，但仍然属于邪热弥漫的阳明经证，所以可用白虎汤清热生津；如果病人不见燥热口渴引饮的热证，则这种无汗仍属于表证，那就应该按表证进行治疗，而不能用白虎汤来清热了。

　　另外，对于阳明胃已成实，大便结硬，且有自汗、潮热等典型症状的，在原则上应该用下法；但如果病人有恶寒、脉浮缓等表证，就必须先解表邪，等待表邪完全解除之后，才能攻下。

　　在诊断上，欲知阳明病的大便是不是已然成硬，其办法是：先给予一点小承气汤；如果病人吃药后，出现转矢气，说明肠中燥屎已然成硬，燥屎被药力所转动而见矢气，这时才可以用大承气汤攻下；如果服药后，不出现转气症状的，说明燥屎未成定硬，就不可用承气汤攻下了。另外，也有病人虽不大便，似为可下之证，但其脉象微涩无力的，这是气血虚衰、正气不足的现象，也不可用承气汤攻下，如果轻易攻下，必会造成病情恶化，多使人含冤而死。以上是通过如何应用大小承气汤来进一步阐明辨证论治的精神，并非教人以药试病，因此切勿停留在文字的表面上。

阳明病如果是舌苔湿滑不燥,小便色白不赤,说明里热尚轻,即使有小便数多、大便成硬的病状,其热只局限于大肠之间,所以也不能用攻下法,只可用蜜煎及猪胆汁等润肠导便的方法,大便自可排出。

大凡阳明病的小便次数与尿量俱多的,多半是胃肠燥热太盛,津液不能自还而反偏渗于下,因此其大便必定硬结。根据这个原则,如果是病人大便秘结不通,但不感到腹满疼痛的,就应该观察其小便每天排泄多少次。如果是小便的次数逐渐减少的,说明津液并不亏损,仍能还到肠胃里去,其大便不久自会排出,遇到这种情况,就不应当进行攻下了。

少阳脉证

《伤寒心法要诀》原文

往来寒热①胸胁满　　脉弦②目眩③而耳聋
口苦默默④不欲食　　心烦喜呕⑤少阳经
或渴或咳身微热　　或胁硬痛腹中疼
或悸不呕尿不利　　舌苔滑白小柴宗

[注解]
①往来寒热:一阵发热,一阵恶寒,互相交替,此去彼来的寒热症状。
②弦:脉搏端直,如按琴弦。
③目眩:眼前发黑,头目眩晕。
④默默:是一种抑郁不舒的神情。
⑤喜呕:喜,当欲讲;呕,是呕逆。形容时时欲呕的症状。

少阳病的脉证是脉弦、往来寒热、胸胁满闷、头目眩晕、两耳发聋、口中发苦、不想吃东西、心里发烦,频频欲呕等证。此外,有的或见口渴,或见咳嗽,或见轻微发热,或见胸胁硬满而痛,或腹中痛,或见心跳,或不见呕吐,或见小便不利及舌苔滑白,这些症状都属于少阳的兼见之证。

临床上只要具备了少阳病的主要脉证,其兼见之证,虽然并不全备,仍然可以用小柴胡为主,随症加减,进行治疗。

少阳病用柴胡汤加减法

《伤寒心法要诀》原文

胸烦①不呕去参夏　加蒌若渴半易根
腹痛去芩加芍药　心悸尿秘苓易芩
胁下痞硬②枣易蛎　不渴微热桂易参
咳去参枣加干味　小柴临证要当斟③

［注解］
①胸烦：胸中有热邪而烦懑。
②痞硬：这里指胁下满闷而硬结不通。
③斟：斟酌，带有考虑的意思。

少阳经的主证，应当用小柴胡汤进行治疗。至于兼见，或有的症状，可根据症状酌情加减。例如火气燥实逼胸而胸中烦闷不舒，并不呕吐的，就减去半夏、人参，加上瓜蒌子(栝蒌实)；如果是燥热耗伤了津液而出现口渴的，就去半夏，加用天花粉(栝蒌根)；如果少阳胆木之邪困郁胃阳而出现腹痛的，就去黄芩以安胃气，加入芍药以平敛胆木；如果是水饮内停，致使心下跳动不安而且小便不利的，就加入茯苓淡渗以利水邪，去掉黄芩的苦寒，避免助增阴气；如果是少阳邪实，木气郁甚而胁下痞满且硬的，就加入牡蛎咸以软坚，减去人参、大枣的甘缓；如果是口不渴而表有小热的，反映了半表的寒邪留连于肌腠不解，就去掉人参，加入桂枝略微发汗；如果是半表的寒邪侵袭于肺发生了咳嗽，就去掉人参、大枣，把生姜改为干姜，更加入五味子，以温散肺家寒邪(不减去黄芩的苦寒，是防止干姜助其内热的意思)。

少阳禁汗、禁吐、禁下

《伤寒心法要诀》原文

少阳三禁要详明　汗谵①吐下悸而惊②
甚则吐下利不止　水浆不入③命难生

［注解］
①谵：病人多言乱语、声长气壮的叫谵语。
②惊：此处指心神惊悸不安而言。
③水浆不入：形容饮食皆不能下咽的症状。

少阳病治法中,值得注意的有三种禁忌,即禁吐、禁汗、禁下。

因少阳经的邪气不在于表,如果误发其汗,就会发生谵语;邪气亦不在于上,更不在于里,所以误吐、误下就会产生心悸而且惊恐的症状。

同时,少阳病即便有心下硬满的症状,这只是少阳枢机的不利的缘故,所以也不可下,如攻下太甚,就会续发下利不止;即便有胸中满闷的症状也不可吐,如涌吐太甚,就会引起水浆不入变成危险之候。

所以少阳半表半里的病变,唯有用小柴胡汤进行和解,乃为正治的方法。

太阴阴邪脉证

《伤寒心法要诀》原文

太阴阴邪①沉迟脉　　吐食腹满有时疼
手足自温利不渴　　理中汤主悸加苓
腹满去术加附子　　吐多去术加姜生
虽吐下多还用术　　渴欲得水倍术宁
欲作奔豚②术易桂　　干姜寒倍参腹疼

[注解]

①太阴阴邪:三阳经的阳邪传入太阴,若其人脾阳素衰,或寒温内盛,使邪气从阴化寒,出现一系列的阴寒症状的,叫作太阴阴邪。

②奔豚:病名。其症为自觉有气从少腹上冲咽喉,好像受惊的小猪奔跑一样,发作起来难受欲死,所以叫作奔豚。这是下焦水气上泛,侮脾土,凌心阳的病变。

太阴阴邪,属于邪从阴化的寒证。

脉现沉迟,是太阴里寒脉象;呕吐、腹满有时隐隐作痛,是太阴里寒的症状;寒邪已入于里,所以身不发热而手足自温;因为内脏有寒无热,所以下利而口不渴。以上太阴的寒证,应当用理中汤治疗。

但是上述症状兼有心下悸的,这是心下停有水饮,可加入茯苓以导水邪;如果出现腹满的,这是脾被寒邪而气凝,可去掉壅气助满的白术,加入附子以消阴翳;如果其人吐多的,这是胃气不和、上逆的现象,仍去掉白术,加入生姜和胃以止呕吐;如果有吐症兼见腹泻甚重的,这是脾虚而湿胜,还应该留用白术,健脾以运湿;如果渴欲饮水的,这是脾虚津液不能四布,应该倍加白术的剂量,以使饮化津生;倘若脐下悸动特甚,有发作奔豚的趋势时,这是下焦水气蠢蠢欲动,可减去壅气助满的白术,加入桂枝使之降冲逆以伐水邪;如果中寒太甚的,可以增加干姜的剂量,达到温中散寒目的;如果是因脾虚而腹痛的,人参的剂量可增加一倍,使中州不虚,其痛自安。

太阴阳邪①脉证

《伤寒心法要诀》原文

阳邪嗌②干腹满痛　误下时痛大实疼
大承桂枝加芍大　脉弱芍大当审行

[注解]

①太阴阳邪：三阳经的阳邪传入太阴，若其人脾阳素盛，脏气有余，致使邪气从阳化热，出现一系列阳热症状的，叫作太阴阳邪。

②嗌：食管的上口叫咽嗌。

太阴阳邪，就是邪从太阴阳化的热证。

太阴热盛于上，就是咽干；热盛于中，就要腹部疼痛，这是传经之邪构成太阴有余的实证。也有因为太阳表邪经误下而陷入太阴之里，因而化热的，但在程度上尚有轻重的分别。例如腹部时痛时止的其病轻，大满、大痛而无休止的其病重。

治疗方法：病轻的可用桂枝加芍药汤，外解太阳之表，内调太阴之里；病重的则用桂枝加大黄汤，外解太阳之表，内攻太阴之实；倘若兼见阳明胃实的症状时，就应该用大承气汤进行攻下。

另外应该注意：在使用桂枝加芍药、桂枝加大黄等汤时，如果病人的脉搏软弱无力，反映了胃气虚弱，难以承受克伐之药，因此即便应当使用上方，也应酌减其剂量，以免酸苦之味伤动胃气。

少阴阴邪脉证

《伤寒心法要诀》原文

少阴阴邪①脉沉细　背寒欲寐口中和
咽痛腹痛骨节痛　厥利清谷四逆瘥

[注解]

①少阴阴邪：邪传少阴，随人体的虚实，发生变化，或从少阴水气化寒，或从少阴火气化热。化寒的叫作阴邪，有一系列阴寒的症状出现；化热的叫作阳邪，有一系列阳热的症状出现。少阴为水火之脏，所以化邪并不相同。

少阴阴邪，就是邪从少阴里寒化生的种种阴寒病变。例如：

脉见沉细,属于少阴阴邪之脉;症见后背畏恶风寒(背为阳之府),属于少阴的阳气不足;精神昏沉想睡,是为少阴阳虚而阴气隆盛;口中和而不渴,是内无热邪;咽痛不肿,腹痛泻下清谷,反映了少阴寒邪独盛于里;周身骨节疼痛,四肢厥冷不温,又是少阴阴寒淫溢于外。

治疗用四逆汤,温中散寒,急扶其阳,以抑其阴。

少阴阳邪脉证

《伤寒心法要诀》原文

少阴阳邪沉细数　口燥咽干大承汤
少阴心烦不得卧　黄连阿胶是主方

少阴阳邪,就是邪从少阴热化的种种阳热病变。例如脉见沉细数而有力,是为少阴阳邪的脉象;如果少阴才一发病,就出现口燥、咽干的症状,反映了少阴肾水不能上滋,这是少阴火亢水涸的亡阴重症,此时可急用大承气汤泻火救水,保存阴精;另外,也有少阴病但欲寐的症状,经过两三天以后,变生心中烦躁,反倒不能睡眠了,这种症状,是阳热之邪乘于少阴,阴被热邪扰动,所以不能安静下来,这样,就应该用清热益阴的黄连阿胶汤来治疗。

厥阴阴邪脉证

《伤寒心法要诀》原文

厥阴阴邪[①]微细厥　肤冷脏厥[②]躁难安
囊缩舌短苔滑黑　四逆当归四逆先
少满痛厥姜萸入　蚘厥[③]静而复时烦
得食而呕蚘闻臭　烦因蚘动乌梅丸

[注解]
①厥阴阴邪:指邪从厥阴里寒化生的种种阴寒病变,叫作厥阴阴邪。
②脏厥:病名,属于脏气虚衰,阴寒极盛,正虚邪实的病变。其症有四肢逆冷,烦躁不安等。
③蚘厥:病名。蚘,同蛔。蚘厥,是吐出蚘虫而又手足厥冷的症状。

厥阴阴邪,就是邪从厥阴里寒化生的阴寒症状。例如脉见微细,是厥阴阴邪之脉;症见四肢厥冷,是厥阴阴寒太盛,阳虚不能达于四肢。

但是厥阴的厥冷,尚有"脏厥"和"蚘厥"的分别。

"脏厥"的症状:肌肤发凉,心烦肢躁,没有片刻的安静,甚则男子阴囊上缩,女子则前阴和乳房亦发生收引的现象,并且还有舌根发短,舌苔黑滑不燥的特点,应分别以四逆汤、当归四逆汤积极治疗,尤应先服当归四逆汤,以温经中之寒,方为得体。如果是兼见少腹满闷,按之且痛,并且四肢厥冷的,此不但厥阴经中受寒,其本脏亦同样受寒邪,可于当归四逆汤中加茱萸、生姜以温脏寒为恰。

"蛔厥"虽亦有四肢厥冷的症状,但有吐蛔的特点,其烦躁的症状,则是有时安静,有时烦躁,同"脏厥"相比则较轻微。同时"蛔厥"病人吃下东西之后就想呕吐,这是因为蛔虫闻到食物的气味,蠕动不安刺激肠胃的反应。像这种蛔动则烦、蛔静则止的"蛔厥"病,就应当用乌梅丸治疗。

厥阴阳邪①脉证

《伤寒心法要诀》原文

阳邪热厥厥而热	消渴②热气撞心疼
烦满囊缩舌焦卷③	便硬尚任大承攻
四逆④不分四逆散	咳加姜味下利同
悸加桂枝腹痛附	下重薤白泌尿苓

[注解]
①厥阴阳邪:指邪从厥阴里热化生的种种阳热病变。
②消渴:此处专指饮水极多,小便反少,渴、饮不已的症状。
③舌焦卷:舌苔干涸焦黑,舌体卷缩难伸。
④四逆:手冷至肘,足冷至膝,叫作四逆。

厥阴阳邪的见证,有手足厥冷的热厥症状。

热厥的特点:或先手足厥冷继而发热,或先发热继而手足厥冷。热势越重,手足厥冷也越厉害。这种前厥后热,或前热后厥,属于阴阳互为胜复的热厥,亦即《内经》所说"厥微热微,厥深热深"的道理。

另外还兼见消渴多饮,热气上撞,心里痛热的症状,这是由于厥阴热邪耗阴,木火之气挟经而上冲;如果厥阴热邪下灼肝肾,肝主筋,其经络阴器而抵少腹,所以出现少腹烦满、囊缩、阴抽的症状。

厥阴之脉,上连舌本,今被热伤,津液不能上潮,致使舌苔干焦,舌卷难伸。此病极重,治之不易。如果病人大便燥硬而胃气不败的,尚可选用大承气汤一治,达到泻热存阴、死中求活目的。

在治疗过程中,对厥阴病的四肢逆冷一证,属寒属热疑似难分之时,可以先用四逆散疏达厥阴气血,以理阴阳枢机。如果厥冷仍然不温,此时再辨其或寒或热的病情，就比较容易肯定了。

　　用四逆散时，其人若见咳逆的加生姜、五味子；如果是腹泻的，亦加生姜、五味子，以温散或在上或在下的饮邪；如果是心下悸动的，则加桂枝通阳以行水气；如果因寒盛腹痛的，则加附子温中以定痛；如果泻利下重的，加薤白疏寒热的郁结；如果小便不利的加茯苓利水导饮以下行。

少阴、厥阴外热里寒脉证

《伤寒心法要诀》原文

少阴里寒外热证　　面赤身反不恶寒

厥利清谷脉微绝　　通脉四逆主之先

利止参加脉不出　　葱入面色赤炎炎

腹痛加芍咽桔醒　　呕加圣药用姜鲜

　　少阴病的里寒外热症状：外热，则见面色红赤，身不恶寒；里寒，则见四肢厥冷，下利清谷，脉微欲绝。这种里寒外热，也叫"真寒假热"，是属于少阴里寒太甚格阳于外的一种假热现象。此病当急用通脉四逆汤以预防亡阳的危险。

　　如果服药后，下利虽止，脉仍不出的，为正气太虚，可重加人参以补正虚；如果面色赤红的，叫作"戴阳"证，可加葱白以招纳上浮之阳；如果因为脾不和而腹痛的，则加芍药以和脾止痛；如果寒气蔽塞少阴之经而咽喉作痛的，则加桔梗以开豁咽喉之邪；如果因胃气不和上逆而作呕的，则加生姜和胃以止呕。总之，随症加减以适应种种病变。

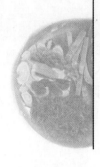

第二讲　六经合并

风寒营卫同病脉证

《伤寒心法要诀》原文

中风浮紧遍身痛　　头疼发热恶寒风

干呕无汗兼烦躁　　伤寒身重乍时轻

浮缓呕逆无汗喘　　头疼发热恶寒风

烦躁而无少阴证　　营卫同病大青龙

　　病人患了风邪伤卫的中风证,见到头痛、发热、恶寒、怕风、干呕等中风的症状,但却呈现出脉象浮紧,遍身疼痛和身上没有汗等寒邪伤营的脉症,而且还兼有心中烦躁;还有的病人患了寒邪伤营的伤寒证,见到头痛、发热、畏寒、怕风、身上没有汗、喘息、呕逆等伤寒的症状,但却呈现出脉象浮缓、身体不痛而感到沉重,并有时轻缓等风邪伤卫的脉症,同时也兼有心中烦躁。这两种证候,虽然都有烦躁的症状,但却没有脉搏微细、身体沉重、困倦无力、精神不振、老想睡眠等少阴病的证候,因此可以断定这两种烦躁,都是太阳病表有风寒、营卫两伤的表实无汗、郁热在里而引起烦躁的大青龙汤证。

　　临床遇到这两种证候,虽然症状不尽相同,但都可以用大青龙汤发散在表的风寒和在里的烦热。

阳明表病脉证

《伤寒心法要诀》原文

葛根浮长表阳明[①]　　缘缘面赤额[②]头疼

发热恶寒而无汗　　目痛鼻干卧不宁

[注解]

①表阳明：阳明病有经、府之分，经病为表，府病为里。此指经证而言。

②额：又称额颅，是发下眉上之处。

葛根汤这个方子，一般是用来治疗阳明经表的病证。这种病，多半是由于太阳表邪未解，又传阳明的经表，此时不但太阳的表邪不解，而又使阳明肌热不得宣泄，所以症见脉浮而长，满面潮红，持续不退，头额作痛，发热，恶寒，无汗，目痛，鼻干，睡卧不安等阳明经表受邪的脉证。这时可用葛根汤发汗以解太阳、阳明两经在表的邪气。

少阳可吐、可汗、可下

《伤寒心法要诀》原文

胸满烦热栀子豉　　痞硬冲喉瓜蒂平

发热恶寒肢烦痛　　微呕支结柴桂宁

郁郁微烦呕不止　　心下痛硬大柴攻

误下柴胡证仍在　　复与柴胡振汗生

前面所谈的治疗少阳有三禁，是恐怕误用汗、吐、下三法造成"坏病"，本文言其可用，是示人根据临床需要而应用之。

例如病人胸满而有烦热的，主于太阳、少阳二经的轻度热邪郁于胸膈之上不解，可以用栀子豉汤以宣越膈上的蕴热；倘若胸满痞硬，气上冲咽喉不得呼吸的，这是太阳、少阳二经蕴郁膈上的热邪较重，可以用瓜蒂散涌吐；如果既有发热恶寒、四肢烦痛的太阳证，又有微呕、心下支结的少阳证，这是属于太阳、少阳并病的表证，可以用柴胡桂枝汤微汗以解两经的邪气；如果既有郁郁心中微烦和呕不止的少阳经症状，又有心下疼痛结硬的阳明里证，就应该用大柴胡汤缓攻之法，两解阳明、少阳的表里邪气；如果是少阳病的柴胡证，而误用了攻下方法，但未造成心悸神惊等变证，并且柴胡证仍然存在的，这时还可用小柴胡进行和解，但是因为经过误下之后，正气受伤，服小柴胡汤后，往往出现邪正交争勉强作解的"战汗"现象。正气拒邪出表必蒸蒸而热，邪气与正气相争则振振而寒，邪正交争，正气胜邪，然后发热汗出、邪气出表其病乃愈，这种"战汗"现象的产生是由于误下正虚的缘故。

三阳合病、并病

《伤寒心法要诀》原文

合病两三经同病　　并病传归并一经

二阳合病满喘发　　自利葛根呕半同

太少利芩呕加半　　明少弦负①顺长②生

滑数宿食大承气　　三阳合病腹膨膨

口燥身重而谵语　　欲眠合目汗蒸蒸

遗尿面垢参白虎　　浮大③汗下禁当应

二阳并病汗不彻④　　面赤怫郁⑤大青龙

表罢潮热手足汗　　便难谵语大承攻

太少头项痛眩冒⑥　　心下痞硬如结胸⑦

禁汗吐下惟宜刺　　谵惊不食利多凶

[注解]

①弦负：阳明与少阳合病，出现了弦脉，主少阳的木胜，阳明的土负。负，当失败讲，这是逆象。

②顺长：阳明与少阳合病，出现了长脉，主阳明土气强盛，不会受少阳木气的贼害，所以叫作顺象。

③浮大：浮脉见于皮部轻取即得；大脉则宽阔盈指，但按之则不足。二脉同见，名叫浮大。

④汗不彻：彻，当"除"字体会。言虽然发过汗而太阳的邪气未能解除。

⑤面赤怫郁：面色赤红不散，主阳气被风寒抑郁不得宣泄。

⑥眩冒：头目发生旋昏，冒蔽了耳目的聪明，叫作眩冒。

⑦结胸：病名。是实邪结于胸中的一种病变。其中有大结胸、小结胸、热结胸、寒实结胸、血结胸等区别。

合病，就是一经的症状尚未解除，邪气又传到他经发病，这时两经或三经同时发病，而不归并到一经的，叫作"合病"。

并病，就是两经或三经同时受病，而后归并到一经自病的，叫作"并病"。

太阳与阳明合病　　就是既有太阳经的发热、恶寒、无汗的症状，又有阳明经的心烦、肌热、不得睡眠的症状，两经相合同病，以致表里之气不调，升降失常，必然出现呕吐与下利的症状。治疗的方法，应当先解太阳的表邪，表邪解，则阳明的里气自然调和。如果属于下利的，可用葛根汤发表以升之；如果出现呕逆的，可用葛根汤加半夏，发表之中而降其上逆。如果是二阳合病，但其人里气充实，不受邪侵，就不会出现呕吐与下利的症状。如果是二阳合病，表邪太盛，使胸肺的气机不利时，则会出现气喘、胸满的症状，可用麻黄汤发表宣肺，则喘满自愈。

太阳与少阳合病　就是太阳经的发热、恶寒、无汗的症状和少阳经的寒热往来、口苦、耳聋、目眩、胸胁疼痛的症状同时并见。如果是偏重于太阳表邪盛的，出现了四肢骨节疼痛很重的症状，可用柴胡桂枝汤两解太少在表的邪气；如果是少阳里热偏盛，而有自下利的症状时，则用黄芩汤清其里热，里热清则表邪自和。

阳明与少阳合病　就是阳明经的目痛、鼻干、睡卧不安和少阳经的胸胁痛、耳聋等症同时并见。但是阳明属土，少阳属木，此二经皆偏于里，所以它们发生了合病，必然见到下利的症状。如果以脉诊来讲，阳明脉为大，少阳脉为弦，如果脉见大弦，属于明少合病的本脉，可用黄芩汤，清里热，和肠胃，兼泻少阳胆木之邪，其下利自可解决；如果是脉单大而不弦，或见长大之象的，则为阳明气旺，土不受邪，其病易愈，称为顺象；如果是脉单弦不大，则为少阳木气太旺，胆木旺则克胃土，其病难治，名为"胃气负"，预后颇为不良；如果是脉不弦而滑数的，则知非为木、土方面的邪气，虽然症见下利黏秽，乃是宿食为病的热利，可用大承气汤攻下食滞即愈；亦有明少合病，呕吐酸苦的，反映了胆、胃之热俱盛，可用大柴胡汤以泻两经之热。

总之，太阳阳明合病的下利，表证居多，故以葛根汤发之；阳明少阳合病的下利，里证居多，故以大承气汤攻之；太阳少阳合病的下利，半表半里居多，故以黄芩汤和之。辨证施治，以求解决问题。

三阳合病　就是太阳、阳明、少阳三经合在一起发病，当具有太阳经的头痛、发热，阳明经的恶热、不能安卧，少阳经的耳聋、往来寒热等症。

三阳合病，其热必盛。又以太阳经主背，阳明经主腹，少阳经主身之两侧，今三阳经被热邪所困，一身尽热，故身体沉重难以移动；胃窍出于口，热邪上攻，则口中干燥；阳明主面，热邪上蒸，则面出油垢；阳明热结于里，府气不利，则腹中腹满；胃络于心，胃燥热实则谵语；热壅神气，其人嗜眠，闭上眼睛时，阳入于阴，阴被阳邪所逼，腠理发泄则自汗出；热迫膀胱，津液不藏则遗尿。

以上症状，反映了三阳经邪热极盛、弥漫全身、津液灼伤将要枯竭的重证，其证虽同三阳皆有关系，但热邪聚于胃中的较重。此时即便脉象见浮，也不可用汗法；脉象见大的，也不可用下法。因为这时施用汗、下，徒伤津液，无济于事，只有用大剂白虎加人参汤益气、生津、清热、滋燥，才能解决问题。

另外，也有三阳合病的轻症，在治疗中也未曾误用汗、下等法，其人津液未伤，症状偏重于三阳的经表，可以考虑用柴葛解肌汤方，清轻透解三阳的邪热，效果很是理想。

二阳并病　就是太阳与阳明两经的并病。这是由于邪在太阳之表时，虽发汗其邪不除，因而传属于阳明经。如果病人的面色潮红，缘缘不退，反映了由于汗出不彻，邪气不得解散，仍然怫郁于二阳的经表，尚未并入阳明之府。这时还可能见到烦躁、短气、脉涩；不知痛处的所在，偶尔在腹中，偶尔在四肢，以手按之，不能确切指出痛的位置。这是邪气壅滞经中，无路可出，当责其汗出不彻的缘故。治疗当以大青龙汤清解太阳、阳明两经的邪气。如果二阳并病其中的太阳表证已经解除，但又出现潮热、手足汗出、大便困难、谵语等症，反映了邪热由表已并入阳明之府，就应该用大承气汤攻下阳明的实热。

太少并病　就是太阳与少阳经的并病。其症有头项强痛，或者出现头目眩冒及心下痞硬，好像结胸症的样子。此时邪在两阳（太阳、少阳），归并未定，症状往往不够明确，在治疗当中，应当禁用汗、下之法，应当以针代药，刺大椎、肝俞以泻太、少两经的邪热。如果误用了汗法，必导致谵语；误用吐、下之法，就会导致心烦、惊恐、水浆不能入口、下利不止等危险证候，那时就凶多吉少了。

太阴、阳明表里同病①

《伤寒心法要诀》原文

腹满时减复如故　　此是虚寒气上从
腹满不减不大便　　转属阳明乃可攻

[注解]

①太阴、阳明表里同病：是太阴脾，足阳明胃，一脏一腑，经脉联系，相为表里。所以脾病可以外传到胃，胃病也可以内传到脾，或者脾胃、表、里同时发病。

病人腹满有时减轻，但减后又继续发满，仍和从前一样，这是太阴虚寒之气上逆的腹满。应当用厚朴生姜半夏甘草人参汤温而散之，其满自愈。如果是腹满持续不止，一直不减轻，或者兼见不大便的，这是太阴之邪转属阳明，属于实热内壅的腹满，乃是可攻之证，可以用大承气汤。

少阴、太阳表里同病①

《伤寒心法要诀》原文

少阴脉沉反发热　　麻黄附子细辛汤
若二三日无里证　　减辛加草用之良

[注解]

①少阴、太阳表里同病：足少阴肾，足太阳膀胱，一脏一腑，经脉联系相为表里。两经同病叫作表里同病。

少阴病脉沉，为阴寒里证的脉象，于法不应发热。现在反见发热的，是少阴里寒兼有太阳表邪的病变，应急用麻黄附子细辛汤，温经散表，两解其邪。如果上述症状已经有两三天之久而表热仍然不退的，并且没有呕吐与下利的里寒见症，此时里邪虽衰，外邪犹在，就应该用麻黄附子甘草汤治疗。即前方减去细辛，以免辛散太过，加入甘草，以缓其中，温经和表，微发其汗。

两　感①

《伤寒心法要诀》原文

一日太阳少阴病　头痛口干渴而烦
二日阳明太阳病　满不欲食身热谵
三日少阳厥阴病　耳聋囊缩厥逆寒
水浆不入神昏冒　六日气尽②命难全

[注解]

①两感：脏腑表里同时感邪，叫作两感。例如太阳经和少阴经同时感邪发病。

②六日气尽：是说明六腑之气将绝，到了第六天的时候，三阳、三阴六经的正气都已消耗穷尽。

两感的病，就是脏腑表里同时发病。例如伤寒第一天，既见太阳的头项强痛症，又见少阴经的口干、烦渴之症；伤寒第二天，既是阳明经的身热、谵语之症，又见太阴经的腹满不欲食之症；伤寒第三天，既见少阳经耳聋、胁痛之症，又见厥阴经的囊缩、手足厥冷等症。这样，一脏一腑，表里皆病，所以称为两感病。

此病多为阳邪酷烈，发病极速，正气不能抵御，所以仅二三天，则六经皆受其邪。此时如果出现饮食不能下咽，水浆不能入口，说明六腑之气将绝了；神识昏迷不认亲疏的，说明五脏的精神已败了，即便不能马上死去，不过是依赖胃气没有全部消尽，苟延残喘罢了，等再过三几天以后，胃气消耗完了，恐怕生命就难保了。

张洁古先生曾经创制了大羌活汤一方。他用羌活、独活、黄芩、黄连、知母、生地黄等辛甘、苦寒药物，一方面散太阳表邪，一方面清少阴里热，用于治疗表里两感，病势不急，这个方子是很好用的。

但是如果像上述的六经传变迅速、阳邪酷烈的重病，而用此缓和之剂，恐怕病重药轻无济于事，应当遵照张仲景先生治有先后的原则，辨明表里，孰者为急，随证治之，其中每有救活的。譬如：一日太阳、少阴表里都热的，可以考虑"少阴病，得之二三日，口燥、咽干"的治疗方法，用大承气汤，泻热以存阴；如果表里都寒的，可以考虑"少阴病，始得之，反发热脉沉"的治法，用麻黄附子细辛汤，温经以散寒。如果二日阳明、太阴表里都实的,可考虑"阳明谵语有潮热,腹满不减,减不足言"的治法,用大承气汤来攻下;如果表里俱虚的,可考虑"三阳合病,腹满身重、面垢、谵语"的治法,用大剂白虎加人参汤清热生津。如果三日少阳、厥阴表里都热的,可以考虑"厥深热亦深"的治法,用大承气汤攻下;如果表里都寒的,可以考虑"脉微如绝,手足厥寒"的治法,用当归四逆加吴茱生姜汤,和厥阴以散寒邪,调营卫以通阳气。以上诸法,用之及时,还可得到挽救机会,如果错过时机,正气消耗殆尽,则就无能为力了。

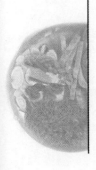

第三讲　六经传变

三阳①受病传经欲愈脉证

《伤寒心法要诀》原文

伤寒一日太阳病　　欲吐烦躁数急②传
阳明少阳证③不见　　脉静④身和为不传

［注解］

①三阳：指太阳、阳明、少阳三经。

②数急：脉搏跳得疾速。

③阳明少阳证：阳明证，如脉大、口渴、身热、汗出、不恶寒等；少阳证，如脉弦、欲呕、胸胁满闷、寒热往来等。

④脉静：言其脉搏没有变化，保持原来的样子。

　　伤寒病传变，一般是初感第一天时见太阳证，第二天时见阳明证，第三天时见少阳证。但是人们体质的强弱不一，邪气的盛衰不同，所以病邪传变也就不能固定在一日太阳、二日阳明、三日少阳的说法。

　　那么怎样诊断传经呢？

　　如果太阳病又见欲吐、烦躁等症状和脉搏数急的，这就反映了邪气的太盛有内传不能作解的趋势；倘若太阳病已有二三日，尚不见阳明、少阳两经的症状，脉象仍然保持原来的样子，身体也很平和，没有发热和特殊不适的现象，反映了正气抗邪的能力很强，而邪气已衰，无能为力，虽然病已三天，但未能传入他经，可以很快地痊愈。

三阴受病传经欲愈脉证

《伤寒心法要诀》原文

伤寒三日三日尽　　热微烦躁入阴传
其人能食而不呕　　脉小尿清为不传

伤寒病经过三天，从一般的传变的规律来讲，三阳经的邪气已经传遍，应当轮到三阴经受邪了。但必须根据当时脉证，才能加以决定。如果病人发热的症状虽然很轻微了，但又出现烦躁不安的里证，这就充分说明病邪离开阳经传入阴经，其病尚未得解。倘若经过三日以后病人不见呕吐反而能食，脉搏虽细小而不带数急，小便色清且长，大便自调的，说明病邪已解未传三阴，这是正气恢复向愈的好现象。

误服三汤致变救逆①

《伤寒心法要诀》原文

伤寒酒病②桂勿与　　呕吐不已血脓鲜

尺迟服麻致漏汗③　　恶风肢急小便难

微弱④汗风青龙发　　厥惕悸眩⑤热仍然

身眴⑥振振欲擗地⑦　　桂加附子真武痊

[注解]

①救逆：救，当救治讲。救逆，就是救治由于错误的治疗所形成的各种坏病。

②酒病：又称酒客病。指嗜酒之人因过饮而致病。其症状有头痛、发热、汗出、呕吐，很像太阳中风之症，但这是湿热熏蒸所致，而非太阳中风的桂枝汤证。

③漏汗：发汗太过使卫阳不能固密，因而汗出渗漏不能禁止。

④微弱：指脉搏微弱无力，主正气不足。

⑤厥惕悸眩：厥，是手足发凉；惕[ti]，是筋脉跳动；悸，是心跳不稳；眩，是头目昏晕。

⑥身眴：即全身肌肉颤动。

⑦振振欲擗地：身体颤抖，不能支持，将要倒地。

太阳伤寒无汗表实的证候，以及酒客过饮形成的湿热之病，在治疗当中都不能使用桂枝汤。如果伤寒表实证误用了治中风汗出表虚的桂枝汤，不但不能把表邪发散出去，相反地更使表气闭固，里气不得外达，加重了上逆的势力，因而要呕吐不止；如果酒客因多饮成病，误用了桂枝汤，必然加深湿热的酝酿，伤损营血，发生吐脓血的病变。以上都是误用桂枝汤产生的种种变证，应当根据当时的脉证进行救治。

另外，太阳伤寒的表实证，脉象应该浮紧有力，才能用麻黄汤发汗；如果只是寸、关脉浮紧而两手尺部脉反见迟慢无力的，反映了病人营气不足、血液亏少，属于邪盛而正衰，就应该先用小建中汤以扶其正气，等到尺脉浮起而应指时，再用麻黄汤发汗亦不为晚。如果不认识到这一点，错误地用麻黄汤发虚人之汗，就会造成汗出渗漏不止、畏寒怕风、四肢拘急、小便困难等变证，可用桂枝加附子汤救治。

还有大青龙汤的风寒营卫两伤的病证，如果是其脉反见浮缓而或微弱无力，其症反见汗出、恶寒怕风，此时纵见烦躁之症，乃是少阴经阳虚的烦躁，它和大青龙汤的脉浮紧、不汗出而烦躁的表实、热郁，迥不相符，所以当禁用大青龙汤；如果是误用大青龙汤峻发其汗，更伤少阴的阳气，必然造成手足厥冷、筋跳、心悸、头目眩晕、发热不退、周身肌肉瞤动、肢体无力、振颤不支、站立即欲仆地等正气衰惫的变证，可用真武汤救治。

救治的方法：尺脉迟误服麻黄汤而漏汗不禁的，可用桂枝加附子汤；误服大青龙汤而肢冷、筋惕、肉瞤的，可用真武汤。

汗下失宜致变坏证

《伤寒心法要诀》原文

太阳三日已发汗　　若吐若下若温针
不解致逆成坏证　　观其脉证犯何经
难辨阴阳六经证　　重困垂危莫可凭
惟用独参煎冷服　　鼻上津津有汗生

太阳病三日，往往邪在三阳经时为多，如果在这阶段中，已经发汗过，或者经过吐、下、温针等各种治法，用之得当，病就解除了，如不得当，不但病不能好，相反地必然损伤正气，从而使病情恶化，即属坏证的范围。

治疗坏证的原则：应当详细地观察当时出现的脉证，了解发生错误的原因，哪一经发生了问题。譬如发汗后所造成的口渴、烦躁、谵语的阳明热证，下后出现的结胸、痞硬、寒中等证，吐后出现的内烦、腹满等症，温针后出现的发黄、衄血、惊狂等症，都是属于坏病范围。可根据病情的变化及症状的特点进行救治。

坏病如果到了严重阶段，有时阴证、阳证、六经的证候难以凭定下来，甚或出现脉微欲绝、神昏不语、循衣摸床、叉手冒心等正衰邪盛的危险证候，这时救治方法只用一味好人参煎浓汤，慢慢冷服，并观察药后的机转。如果是病人鼻上津津有汗的，反映了胃气未殁，可以大力抢救，是有挽回生命希望的。

易愈生证

《伤寒心法要诀》原文

神清色泽亮音声　　身轻肤润脉和洪
忽然口噤难言躁　　脉即停伏战汗宁
饮多消散知酿汗　　能食脉浮表还平
子得午解阳来济　　午得子解是阴从

伤寒病预后诊断，其中有容易治疗的生证和难以治疗的死证。

凡是易治的生证：观其精神，则神识清楚，了了分明；察其气色，则面色润泽并不晦暗；听其语言，则声音响亮，气息匀长；问其身体，则身体轻松而不沉重；视其皮肤，则皮肤柔而不枯涩；切其脉搏，则和缓充盈并不沉微。以上的脉证，都属于正复邪衰的表现，所以叫作生证。

如果具有以上的生证，若突然病人出现口闭难开不能语言，精神烦躁特甚，脉搏停伏不出的，这往往是由于正气和邪气交争，将要产生"战汗"的前驱症状，经过"战汗"阶段其病即愈。

另外，凡伤寒病见有口渴的症状，多属于阳证范围，容易治疗；如果突然饮水很多，超过了平常的饮水量，且喝完又渴而消散太快的，多是因为正胜邪衰，将欲作解，但因津液缺乏，汗源不足，所以通过大量饮水酝酿汗源，不久便当汗出病愈，所以也毋庸治疗。

再者，伤寒病多不能食，如果突然能食，脉搏转浮的，则是邪还于表，胃和于里，里已无病，所以能食，为病欲作解的现象。如果见到以上作解的机转，但又不能即时作解的，这是还未能到作解的时间，譬如在子时（夜半十一二点钟）出现作解的症状，等到第二天的午时（正午十二点左右）便会作解了；如果午时出现作解的症状，等到夜半子时便可作解了。因为子时为阴，午时为阳，阴得阳则阳济阴生，阳得阴则阴从阳化，阴阳相助，二气调和，人体的阴阳达到调和，就会作解了。

难治死证

《伤寒心法要诀》原文

伤寒死证阳见阴　　大热不止脉失神
阴毒阳毒六七日　　色枯声败死多闻
心绝烟熏阳独留　　神昏直视及摇头
环口黧黑腹满利　　柔汗阴黄脾败由
肺绝脉浮而无胃　　汗出如油喘不休
唇吻反青肢冷汗　　舌卷囊缩是肝忧
面黑齿长且枯垢　　溲便遗失肾可悉
水浆不入脉代散　　呃逆不已命难留
大发风温而成痉　　湿温重喝促命终
强发少阴动经血　　口鼻目出厥竭名
汗后狂言不食热　　脉躁阴阳交[①]死形
厥冷不及七八日　　肤冷而躁暂难宁
此病名之曰藏厥　　厥而无脉暴出凶

厥而下利当不食　反能食者名除中②

[注解]

①阴阳交：病名。《素问·评热病论篇》说："有病温者，汗出辄复热，而脉躁疾不为汗衰……病名阴阳交，交者死也。"

②除中：病名。为中州胃气已经除掉，不能继续行使其职能。属于死证之一。

伤寒阳热等证，如果见到浮、大、数、动、滑等阳气有余的脉象，主于脉与证相合，正气充盛，为容易治疗的生证；若伤寒的阳热证，而反见沉、涩、微、弱、弦等阴脉，主于脉证不合，邪盛而正衰，多为难治的死证。

举此类推，凡是阴病见阳脉的主生，阳病见阴脉的主死，这是察脉而决定生死的总则。

另外，伤寒大热不退，是为热邪不衰。如果脉按之无根，中空而虚，叫作无神之脉，主邪胜正败，属于难治韵死证。

再者，阳毒、阴毒的病变，是阴阳邪气亢极、不能生化的结果，如延缓到六七天而未能治疗，此时察其色则枯暗不华，闻声音则声嘶气败，这是色败于外，气竭于内，脏腑气血衰败已无回旋的余地，也是属于死证。

至于伤寒病所形成的五脏绝死证预后诊断的基本知识，也不可不知。例如：心绝死证，皮肤枯暗形同烟熏、神志昏乱、瞪目直视、独头动摇，乃是阳气先绝，阳邪独留，攻心而绝的结果；脾绝死证，环口色现黧黑、皮肤发黄色带暗滞、腹中胀满、泄泻、周身出冷汗，反映了脾气已经衰败；肺绝死证，脉但浮且散乱无根，不带冲和胃气，汗出黏腻如油，气喘不止，主肺气涣散不复；肝绝死证，唇应红而反见青色，手足四肢厥逆，出冷汗，舌卷不伸，男性则阴囊收缩，女子则阴户内抽，主肝阳不温，肝气内绝；肾绝死证，面色黑暗干枯，牙齿活动而长，齿色枯槁、齿面上长垢物不退，二便遗失不能约束，主肾气内绝，根气不续。除上述脏绝死证以外，如果病人出现水浆不能入口，是为胃气已败，化源无禀；脉来代、散的，主于真气耗散，生气不能接续；呃逆不止的，为元气不能下藏丹田。所以亦皆主于死候。

在临床上也有因为治疗不当而发生坏病难治以致危及生命的，例如误发"风温"之汗因而成痉，误发"湿温"之汗成为"重暍"，皆能缩短病人的寿命，造成死亡。

也有因为强发少阴阳虚之汗，动其经血，使血无所藏，或从口中，或从鼻、目而出血的，这就是"下厥上竭"，均属难治的死候。

如果伤寒的热证在发汗以后，热势不为汗衰，依然亢盛，并更见狂言不休、不能饮食、脉躁急特甚的，此病名为"阴阳交"，也是死证之一。

如果伤寒从阴化寒，四肢厥逆，经过七八天病势不见好转，反见皮肤厥冷，身体躁动不能停止的，此病名"脏厥"，为阴邪极盛真阳外越的死候。

至于阳虚手足厥的寒证，往往脉微欲绝，或暂时无脉，此时可急用四逆、白通等汤,通阳复脉。如果服药后,脉搏微微继续出现的,主阳气逐渐恢复,属于向愈的机转;如果脉暴然出现的,则属于阳气飞散、回光返照的死兆。

另外,凡属阴证的厥逆,多伴有里寒下利的症状,且应当不能饮食,才符合病情。如果相反而能食的,这是一种反常的现象,病名叫"除中",是中焦胃气已经除掉,虽反能食,亦无补于胃。张仲景说:"除中者,死。"举例类推,凡诸病久不能食,忽然能食,并且进食很多,食后即死的,亦皆属于"除中"一类。

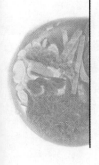

第四讲　类证同证

类伤寒五证

停痰　伤食　脚气^①　虚烦^②　内痈

《伤寒心法要诀》原文

> 相类伤寒有五证　头痛发热恶风寒
> 停痰头项不强痛　胸满难息气冲咽
> 伤食恶食身无痛　痞闷矢气噫作酸
> 脚气脚膝胫肿痛　或为干枯大便难
> 虚烦微热无表里　内痈能食审痛缘
> 肺痈喘咳胸引痛　唾黏腥臭吐脓涎
> 胃痈当胃痛难近　肠痈肿痛少腹坚
> 身皮甲错腹中急　便数似淋证中看

[注解]

①脚气,是内有湿热,外感风寒,病从脚发,甚则邪气上冲于心的一种病证。

②虚烦:正气乍虚,热邪蕴郁所发生的烦热,叫作"虚烦"。

　　同伤寒病相类似的病证,计有五种,在临证时,应当辨别清楚,以免误诊为伤寒病。这五种就是停痰、伤食、脚气、虚烦、内痈。

　　因为这五种病在开始发病的时候,也有头痛、发热、恶风、畏寒等证,从现象上看和太阳表证有些类似,但从本质上看,毕竟还是不相同的。

　　停痰证不同于伤寒之处,除没有头项强痛太阳经证之外,还有胸闷、呼吸困难、气上冲咽喉等痰实内结特点。伤食不同于伤寒之处,除不见一系列表实症状之外,更见厌恶饮食、心下痞满、嗳腐舌酸、打呃矢气等消化不良的现象。脚气不同于伤寒之处,病变先发生在脚胫,有的膝胫肿痛,其粗大的叫作"温脚气病";另一种腿胫肌肉萎缩而肿痛不止、大便困难的,就叫作"干脚气病"。虚烦证不同于伤寒之处在于,虽有发热但很轻微,看不出显著的表、里、寒、热的症状,并且还有心烦的特点。内痈证初起时,恶寒、发热很像太阳伤寒表证,但是饮食照常不变,兼有痈肿疼痛的一定部位。肺痈则胸中隐隐疼痛,并伴有喘咳,吐出腥黏秽物,气味令人难闻;胃痈则正当胃部作痛,手不能按;肠痈则少腹肿胀,疼痛拒按,小便频数像患淋证一样,并且外见皮肤枯燥、粗糙如同鳞甲交错而不润泽等特征。

同伤寒十二证

冬温 寒疫 瘟疫

《伤寒心法要诀》原文

春温夏热秋清凉　冬气冷冽令之常
伤之四时皆正病　非时有气①疫②为殃
应冷反温冬温病　应温反冷寒疫伤
瘟疫长幼相传染　须识岁气③汗攻良

[注解]

①非时有气:指气候反常,节、气不相适应。如冬应寒而反温,春应温而反寒,为非其时而有其气。

②疫:就是传染病。互相传染,流行甚广,如同役使的一样。

③岁气:岁,当年讲。岁气,即每年运气加临的盛衰情况。

春天的气候应当温和,夏天的气候应当暑热,秋天的气候应当清凉,冬天的气候应当寒冷,这是四季正常的时令。如果春天得伤寒风,夏天得暑热病,秋天得虐疾病,冬天得伤寒病,这是四时正令常见的外感病。如果春天气候应当温和而反寒冷,夏天应当炎热而反清凉,秋天应当清凉而反炎热,冬天应该寒冷而反温和,这是气候与时令不相符合,非其时而有其气,违反了四时正常的气候规律,这种不正常的气候能使人容易发生疫病。例如冬天气候应该寒冷而反见温和的,其气伤人称为"冬温";春天气候应该温和而反见寒冷的,其气伤人称为"寒疫"。

至于瘟疫病的原因,多由于四时之气不正常,发生邪风厉气因而伤人。这种病是老、幼皆病,并且相互传染,病状往往彼此相同为其特点。

治疗瘟疫病,必须先要了解这一年的岁气是太过或者是不及,风、寒、暑、湿、燥、火六淫之气的或胜、或复必须做到心中有数,更要辨证人体的强弱、脏腑的寒热、病邪的轻重,然后或用汗法、下法酌情治疗。

一般证轻的则以刘完素的双解散两解表里;如果是病情严重的,则用李东垣的二圣救苦丹治疗。总的精神,应该辨证施治,不可拘于一方一药。

温病 热病

《伤寒心法要诀》原文

冬伤于寒春病温　　夏日热病早亏阴

脉浮头痛发热渴　　不恶寒兮是所因

无汗河间两解法　　有汗清下早当寻

失治昏狂诸热至　　无证随经以意神

《内经》曾有"冬伤于寒，春必病温""至夏为热病""热病者皆伤寒之类"的说法。因为冬天寒水当令，人伤于寒邪，气候与时令是相吻合的，这是属于正令的伤寒病。也有因为冬令之时，不注意养生，亏损了肾脏的阴精，或者由于体力劳苦，汗出太多，使表里之气不能固秘，加以阴气早已损伤，"阴虚生内热"则阳热独盛，到了春季，稍一感受外邪，即发为温病。患病之后立即出现脉浮、头痛、口渴而不恶寒等一派热象。

温病初病表实无汗的，可用刘完素的两解汤治疗；如果是有汗属于内热蒸发的，就应当早用清法，必要时亦可用下法，急泻阳热，保存阴液；如果此病治疗不及时，或者治疗不合法，促使病情严重的话，就要产生神昏谵语、狂乱不宁等现象，如再不积极治疗，便会造成死证；如果此病无明显的表证和里证的话，其治疗方法，当根据六经症状的特点，进行辨证施治以收到良好的效果。

风 温

《伤寒心法要诀》原文

风温原自感春风　　误汗灼热汗津生

阴阳俱浮①难出语　　身重多眠息鼾鸣

误下直视失溲少　　被火发黄瘛疭②惊

葳蕤桂枝参白虎　　一逆③引日④再命终

[注解]

①阴阳俱浮：阴主尺脉，阳主寸脉，此处统指寸、关、尺三部脉皆浮而言。

②瘛疭：筋脉拘急难伸为瘛，筋脉弛缓不收为疭。此处是形容四肢抽搐痉挛，屈不能伸，或伸不能屈的症状。

③一逆：犯了一次治疗上的错误的，叫作"一逆"。

④引日：意谓迁延日期，使病程延长。

风温病的成因，是由于春天感受风邪和内在的潜伏之邪共同为病，所以属于新感兼伏邪的病变。例如冬天伤于寒邪，当时没有发病，到了来年春天又感受春寒因而发病的，叫作"温病"。如果上述情况是感受风邪的，就叫作"风温"。

治疗风温病,不可发汗,因为风温本来就有风热相蒸的自汗出症状,如果误发其汗,必然助增热势,发热必然更盛,形同火烤一样;风邪伤卫,表气不固,则汗出津津不止;风邪外盛于表,所以脉象寸尺俱浮;壮热伤气,所以气微,语言难出,而身体沉重;热邪内壅于心胸,所以精神不爽,时时眠睡,睡则鼾声大作。

风温病虽然有热,也不可用下法治疗。因风温脉阴阳俱浮,邪热散温未归于一处,如果误用下法,迫使热邪下陷膀胱,耗损津液,所以出现目睛直视、二便失禁或小便少的坏证。

风温病更不能用各种火疗。什么理由呢?因为这种病本来就阳热偏盛,如果强用火法,迫劫发汗,必然火助热邪,耗伤津液,则出现发黄、抽搐、惊狂等坏证。

由此可见,风温的治法用汗、用下、用火都是错误的,而只有用萎蕤汤清热、滋阴、散邪才较为合法。但是如果其人脉虚无力、汗出太多的,就连萎蕤汤也在禁用之例,应当用桂枝白虎汤或白虎人参汤,既清风温邪热,又能甘寒生津,一举两得。

治疗风温,无论是误汗、误下、误火,如果只犯了一次错误,也会出现坏证,迁延病期;假若是一误再误,例如汗后又下,下后又用火疗,那就会缩短其生命,往往无法进行挽救。

温　虐

《伤寒心法要诀》原文

温虐①得之冬中风　　寒气藏于骨髓中
至春邪气不能发　　遇暑烁髓②消肌形
或因用力腠发泄　　邪汗同出故热生
衰则气复寒后作　　证同温热治相同

［注解］

①温虐:虐疾的一种,其证先热后寒,或热多寒少,发有定时。
②烁髓:形容暑热烤灼骨髓。

温虐病的成因,是冬天被风寒所伤,寒气深藏在骨髓,未能及时发病,到了来年春天,天气始温,阳气尚微,内伏的邪气还不能发于外,等到夏天暑热极盛的时候,暑热炎灼,内则烤灼骨髓,外则消耗肌肉,腠理发泄,汗出较多,或者因为劳力汗出,这时潜伏在骨髓的邪气,被阳热鼓动与汗同出,汗出之后就形成阴虚而阳盛,所以又出现发热。热到极点其气则衰,衰则邪气复入于里,此时又形成阳虚阴盛的局面。所以发热之后而又出现恶寒。这样看来,温虐的病机和温热病是相同的,所以在治法上也不两样。

湿温

《伤寒心法要诀》原文

温复伤湿湿温病　身重胸满及头痛
妄言多汗两胫冷　白虎汤加苍术苓

温病而又被湿邪所伤时,就叫作"湿温病"。

湿温病的症状:由于湿邪凝滞,所以身体沉重、胸中满闷、头痛;阳热内盛,则胡言乱语、汗出很多;湿热凝结,气机不能下达,则两胫发凉。可用白虎汤加苍术、茯苓清热利湿。

中暍　温毒　风湿

《伤寒心法要诀》原文

温病中暍温毒病　证同温热热尤炎
伤湿汗出当风立　风湿发热重疼牵

古人指的"中暍",就是现在的"中暑"病。假如上述的温病又被暑邪所伤,致使温热的势力更加猖獗,这就是"温毒病"了。这两种病的症状和治疗,与"温热病"基本上是一致的,不过"温毒"的热势比"温热"更加严重。

风湿病,是由于湿病汗出当风,又被风邪所伤,风湿相搏为病。

风湿病的症状:由于风湿郁遏卫阳,所以有发热的现象;湿邪盛则身体沉重不能转动;风邪盛则关节疼痛,互相牵掣,不敢触碰痛处;卫阳被风邪所伤,则见恶风不欲去衣、汗出、短气等症。

痉证

《伤寒心法要诀》原文

痉证反张摇头噤　项强拘急转侧难
身热足寒面目赤　须审刚柔治法全

痉病的成因,是风、寒、湿三邪合在一起侵袭于人体,所形成的病变。

痉病的症状:由于太阳、阳明二经受邪的缘故,所以出现背向后仰,反张有力,头部摇动,牙关紧闭,口噤不开,颈项强硬,四肢抽搐,转动困难;身上虽然发热,但两脚却冰冷,并有面红、目赤等阴阳上下阻塞的症状。

痉病首先要分清是"刚痉"或者是"柔痉",而后分别论治。

"柔痉"是风湿的邪气偏盛,它有汗出的特点;"刚痉"是风寒的邪气偏盛,它没有出汗的症状。

在治疗中,"刚痉"可用小续命汤,减去附子;"柔痉"则于小续命汤减去麻黄。

如果兼见表实太甚,则于小续命汤减去人参、附子,加入羌活、独活;如果兼见里实太甚则于小续命汤减去人参、附子、加入大黄、芒硝。

这是痉病的一般治法。

痉病严重的,则小续命汤力未能及,这时候属于"刚痉"的可用葛根汤,"柔痉"可以用桂枝加葛根汤,以发散二阳经俞中的邪气。

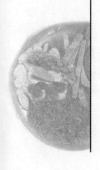

第五讲　表里阴阳

表　证

《伤寒心法要诀》原文

表证宜汗太阳经　　无汗发热恶寒风
头项强痛身体痛　　若出自汗表虚明

太阳经主一身之表,如果风寒邪气伤了太阳经,治疗大法乃以汗法为先。

太阳的表证,包括无汗、发热、怕风、畏寒、头项强痛以及身体疼痛的种种症状。但表证还有虚、实的分别:如果有上述症状而无汗的属表实;有上述的症状而自汗出的属表虚。

凡是表虚的不可轻用汗法,即使受了风寒,也不能用麻黄汤发汗,只可以用桂枝汤解肌;如果是表实无汗,其表邪较重的可用麻黄汤发汗,如果邪轻的可用麻黄桂枝各半汤小小发汗;如果表证时汗出、时无汗的,可用桂枝二麻黄一汤小汗以和营卫;如果表邪盛实其人躁热很重的可用三黄石膏汤,轻微的可用大青龙汤解表兼清里热;如果是表实有热但不见烦躁的,则用桂枝二越婢一汤只解其表就可以了。

上述表病的症状,不必一一全见,亦不论时间有多久,但见到头痛、恶寒等一二症状时,就可诊断为表证未解,此时虽兼见可下的里证,在治法上应当先解其表,表解之后,才可攻里。临证之时,务必掌握这一原则,以免下之过早使表邪内传。

里　证

《伤寒心法要诀》原文

里证宜下不大便　　恶热潮热汗蒸蒸
燥干谵语满硬痛　　便溏为虚不可攻

里证,指热邪内结在里应当用泻下治疗的一些症状。

阳明府病主里,如果热邪结于阳明,出现不大便、怕热、喜凉、午后潮热、蒸蒸汗出、口燥、舌干、谵语、腹满硬痛等症,统叫作里证。

但是里证也有轻重的不同,有属于胃热盛脾津不运大便燥的脾约证;有属于腹满痛、潮热、谵语"胃实"的大承气汤证;有属于治疗中伤损津液,大便涩而难出的"大便难"的小承气汤证;还有胃燥不和发生腹胀满、心烦、谵语的调胃承气汤证。应根据不同症状,量其轻重程度,选择泻下诸法,切忌病轻药重,损伤正气。

另外必须注意的是,凡病人大便溏泄的,往往属于里虚,即便有上述里热的病状,亦不可轻易攻下。

《伤寒论》虽有急下存阴的证例,不待大便硬实便可应用下法,这是针对热盛涸阴而攻下其热,为泻热存阴而立法的,并非用于攻下阳明燥结,这当然和里虚便溏的病情有本质的不同。

阳 证

《伤寒心法要诀》原文

阳证身轻气高热　目睛了了面唇红
热烦口燥舌干渴　指甲红兮小便同

阳证,也称为阳热证。不论是三阳经,或者是三阴经,凡是见到阳热证的,都属于热邪有余的表现。

阳证的特点:病人的身体动转轻便并不感觉沉重,这是因为阳气充盛的缘故(阳气主动);气高作喘,口鼻出气发热,这是由于阳盛气逆,邪热上炎的关系;至于病人目光了了,视物分明,精神亢奋,不想睡眠,又为阳气有余动而不藏所致。

但是也有因为阳热盛极,出现视物模糊,朦胧似不了了的样子,但必伴有两目发赤、眼眵稠黏的热象,这和阴证的神短无光目不了了的,自然有所区别的。

另外,阳证还有周身发热,颜面及口唇、手足指甲呈现红色等阳热之色充盈于外;以及心烦、口渴思饮、小便色红、大便不畅等阳热蕴结于里的现象。

关于阳证的治疗,有三点:凡表实无汗的,可用三黄石膏汤两解热邪;里实不大便的,可酌用三承气汤泻其热结;如果表里不实而又热盛不退的,可用白虎汤或黄连解毒汤清解热邪。

阴 证

《伤寒心法要诀》原文

阴证身重息短冷　目不了了色不红
无热欲卧厥吐利　小便自兮爪甲青

阴证,也称为阴寒证。无论三阳经,或是三阴经,凡是见到阴寒不足的症状时,都可叫作阴证。

　　阴证的特点:病人身体沉重,懒于活动,这是因为阴气太盛而阴又主静的缘故;至于呼吸气短,出气发凉,这是由于阳气的虚寒;目不了了,视物不清,神气短少,欲睡嗜卧,则是阴寒太盛,阳气消极不振的现象;面色不红,四肢厥冷,手足爪甲发青,这是阴寒的外证;呕吐,下利清谷、小便清白而长,则是阴寒的内证了。

　　阴寒证的治疗方法:凡是手足自温,腹满而吐,下利较重,属于太阴经范围的,可用理中汤;脉微,欲眠,下利清谷,手足厥冷,属于少阴经范围的,可用四逆汤;呕吐涎沫,头痛巅痛,或下利腹痛,属于厥阴经范围的,可用吴茱萸汤。总之,必须分经辨证,选用各种温法进行治疗。

阳盛格阴

《伤寒心法要诀》原文

阳盛格阴身肢厥　　恶热烦渴大便难
沉滑爪赤小便赤　　汗下清宜阴自完

　　阳盛格阴的病理机制,正如《内经》所说"阳气太盛,阴气不得相营也",说明这种病由于阳气太盛,迫使阴气不能入营于内,阴阳不能相互维系,所以形成阳盛于内、阴格于外的局面。

　　阳盛格阴的症状:外证出现身体四肢厥冷,很像三阴寒证,实际上是内热独盛所致,所以还有怕热、喜凉、心烦、口渴、大便困难、脉搏沉滑有力、手足指甲色赤、小便发红等一派阳热实证以资鉴别。

　　治疗阳盛格阴证,应当选用汗法、下法、清法。三法用之得当,则阳热消减、阴气方得以保全。

　　例如,表实无汗的,用三黄石膏汤;里实不大便的,选用三承气汤;如果热虽盛但不见以上表里证的,就可用解毒白虎汤清热以和其阴。

　　刘完素先生说过:大凡邪热蓄积于里太甚的,脉搏应该疾数;也有因为热邪极盛壅塞了脉道使之不通利,以致脉搏沉细欲绝的。俗医不明白这个道理,往往误认为病邪传变,成为寒极的"阴毒"病了。实际上这样的脉证,得于阳热过甚的,或是"两感"热甚的,统统应该用黄连解毒汤加大承气汤攻下的方法来治疗。如果下后热势稍退而病未痊愈的,可单用黄连解毒汤进行调和;如尚有微热未除去的,可用凉膈散以治下后余热。

　　如果失于攻下而阳热过极出现了身冷脉微、昏迷、眩冒等危险的证候,此时再用急下的方法,恐怕残余之阴亦会突然绝灭,致使人立即死亡。这是因为阴气先绝,以致阳气无所依附,必然同归于尽了。

如果不用攻下方法,也大有死亡的危险。那么怎么办呢?应当用凉膈散或黄连解毒汤,养阴气退阳邪,以使积久之热渐渐消散,这样,就会使心胸温复,脉搏渐渐恢复正常,阴阳得以协调了。

阴盛格阳

《伤寒心法要诀》原文

> 阴盛格阳色浅赤　发热不渴厥而烦
> 下利尿清爪青白　浮微通脉复阳还

阴盛格阳的病理机制,正如《内经》所说"阴气太盛,阳气不得相营也",说明这种病由于阴气太盛,迫使阳气不能营藏于内,阴阳不能相互维系,所以形成阴盛于内,阳格于外的局面。

阴盛格阳的症状:面色呈现浮浅淡红的颜色,身上发热,精神烦躁,乍观之很像阳证一样,但还见到口中不渴、下利清谷、小便清长、四肢厥冷、爪甲青白、脉搏浮微欲绝等一派阳衰阴盛的见症,这是和阳证的不同点。

治疗阴盛格阳证,应当急用温经回阳的措施,以防止亡阳的危险。可用通脉四逆汤放凉服之。凉服的用意,是从其阴寒之性,预防发生拒药不纳的反应,从而达到复阳退阴的目的。

服药后,如果下利虽止而脉仍不出的,这是正气太虚,可倍用人参以复其脉;如果是下利更甚,又有心烦、干呕、脉搏反无的,这是阴寒之邪格拒药力不能下入的现象,可用白通加猪胆汁入尿汤,用咸寒之品引导姜、附之药性下行,以防止阴寒格拒;如果是手足厥逆、烦躁欲死的,属于少阴、厥阴两经的寒盛而内逼其阳,可用吴茱萸汤温降其阴寒。

阳　毒

《伤寒心法要诀》原文

> 阳毒热极失汗下　舌卷焦黑鼻煤烟
> 昏噤发狂如见鬼　咽痛唾血赤云斑
> 六七日前尚可治　表里俱实黑奴丸方
> 热盛解毒里实下　表实三黄石膏煎方

阳毒,是一种阳热极盛的病证。它的病因多因表邪失于发汗,里热失于攻下,汗、下失时,致使邪热不解,郁结成毒,而成此病。

毒热上炎,则口中干涸,舌体卷缩、色现焦黑,鼻内黑燥如同煤烟;毒热内攻,则神志不清,牙关发噤,寒栗特甚,发狂如见鬼神,咽痛、吐血;毒热外泛,则皮肤出现像红云一样的散发性红斑。

此病极重,往往使人死亡,倘如日期不超过六七天的,为时尚浅,毒未深入,还可进行治疗。如日期太长,毒势深结,正气不支,则难救治。

阳毒病如果是无汗、大便秘结的,是表里俱实之证,可用黑奴丸两解的方法;如果表里不实,只是属于热盛的,可用黄连解毒汤;如兼见热盛烦躁口渴的,可用黄连解毒汤与白虎汤合方,清解其热;如兼里实不大便的,可用解毒承气汤攻下;如兼表实无汗的,可用三黄石膏汤清热发表。

阴　毒

《伤寒心法要诀》原文

阴毒寒极色青黑　　咽痛通身厥冷塞
重强①身疼如被杖　　腹中绞痛若石坚
或呕或利或烦躁　　或出冷汗温补先
无汗还阳退阴汗　　急灸气海②及关元

[注解]
①重强:周身沉重强硬,卧起极度钝滞。
②气海:属任脉穴,在脐下一寸半。
③关元:属任脉穴,在脐下三寸。

阴毒,是一种阴寒已极的病证。因为血脉受了阴寒毒邪,所以面色青黑;阴毒上攻,所以咽痛;阴毒外攻体表,所以全身厥冷,并且沉重强硬疼痛如被杖打一样;阴毒内攻,则腹中绞痛难忍;阴极而阳气不能蒸化,以致寒凝不开,所以腹内坚硬如石。

此病由于阳虚寒盛,往往或见呕吐,或见泻泄,或见烦躁,或出冷汗,皆属阳虚不足可能出现的一些证候。

治疗此证以温补阳气为急务。例如,阴毒有汗的应当用四逆汤重加人参扶阳补虚;如果其人无汗的可用还阳散或者退阴散,温阳散寒而发汗,使寒毒解散,从而阳气得回。

另外凡遇到这种阴毒重证时,可先用艾炷急灸气海、关元两穴二三百壮,然后再给予温补之药,积极治疗,争取时间,没有不能得救的。

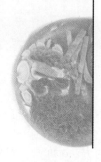

第六讲　病证辨析

舌　苔

《伤寒心法要诀》原文

舌心外候本泽红　红深赤色热为轻
外红内紫为热重　滑白寒表少阳经
沉迟细紧藏寒结　干薄气液两虚空
黄黑苔润里热浅　焦干刺裂热深明
黑滑若与三阴见　水来克火百无生

　　舌是心的外候。舌的颜色,应当红活润泽方为无病。如舌见深红的赤色,主表邪虽然化热,其势尚轻;如果是舌质外红内紫的,为热邪太重的表现;若见舌苔润滑而白,为表寒未解;假如白苔逐渐增厚,为表邪传入少阳经的征象。根据上述舌苔,若是热邪在表的,可用辛凉发汗方法治疗;如果是寒邪在表的,可用辛温发汗的方法。

　　要是病邪已传入阳经,则是"胸中有寒,丹田有热",这时可用小柴胡汤两解寒热。这里所说的"胸中",是指"表"而言;所说的"丹田",是指"里"而言。也就是半里之热未成、半表之寒还存在的意思,不是指具体的"胸中"和"丹田"的部位。

　　由此可见,舌上白苔,有的主寒,有的主热。

　　如果苔白滑厚和阴证阴脉同见的,是为藏气不足、阴寒凝结不化的见症,可用理中汤加枳实以温中开结;如果是苔白而干且薄和阳证阳脉同时出现的,便是气虚津少,属于阳热的见症,可用白虎加人参汤清邪热滋津液;如果是白苔逐渐变黄,是邪已去表入里,这时如果里热尚浅,表证未解的,可以用三黄石膏汤,如果是邪已完全入里,表证完全解除的,可以用凉膈散;如果舌苔色黑,焦枯干燥,甚则舌生芒刺而或有裂纹的,属于里热深重的表现,可以用栀子金花汤;要是兼见腹部满痛的,可以用大承气汤。

　　另外,五行分主五色:红色主火,黑色主水,如果黑苔燥于见于三阳证中,是热邪盛极,"火极似水"的现象,当速用清法、下法救治;假如黑苔湿滑见于三阴证中,是阴寒特盛,阳气将绝,"水来克火"的凶象,这样舌苔多主预后不良,因而有"百无一生"的说法,但是临证上不可视其危险便不加救治,可先用生姜擦舌,其黑色稍退的,便急用附子汤、理中汤、四逆汤等大力回阳,急予抢救,往往可以得活。

表热 里热 阴热 阳热

《伤寒心法要诀》原文

发热无时热翕翕① 炊笼②腾越热蒸蒸
表热尿白里热赤 外需麻桂内凉承
燥干烦渴为阳热 厥利外热属阴经
阳热宜清白虎辈 阴热四逆与白通

[注解]

①热翕翕:又称翕翕发热。其热在表,如同着衣被发生的热状。

②炊笼:俗称笼屉,是蒸食物用的器具。此处形容热势强盛,犹同炊笼的热气向外蒸发。

发热一证有表热、里热、阴热、阳热等区别。

翕翕发热和蒸蒸发热二证,因为都见汗出,症状颇相类似,所以在临证上很容易混淆不清。

如果把翕翕发热误认为里热而错用下法治疗,或者把蒸蒸发热误认为表热而错用汗法治疗,必然损伤正气,促使病情恶化。

表热,其热翕翕在于肌表,持续不断,没有休止;里热,其热由里向外发泄,就像炊笼里的热气向外蒸发一样。

以上表热、里热,不仅从其发热的深浅程度上进行区分,另外还可从小便的颜色、触诊的区别,或是舌苔的滑润和干燥来进行辨识。

表热,热不在里,所以小便色白;里热,其热在里,所以小便色赤。如果用手按摩病人皮肤,温润温和,热而不甚的,是为表热;如果按之热势较甚,热气透手,并汗出较多的,是为里热。至于治疗方法:表热,有汗的可用桂枝汤,无汗的可用麻黄汤;里热,轻的用凉膈散,重的选用三承气汤。要是在发热同时,兼见口燥舌干、大渴饮冷,是热在阳经,属于阳热,可以选用白虎汤或黄连解毒汤;要是发热同时兼见手足厥冷、下利清谷等症,这是热在阴经,属于阴热,可以用温补或温通之法,选用四逆汤或白通汤。

三阴经中,本来也不应有发热证的,但是厥阴、少阴二经却有,这种发热叫作"反发热",是由于厥阴肝、少阴肾其中都藏有"相火",被阴寒之邪格拒于外而形成的"阴盛格阳"之证。

潮热　时热

《伤寒心法要诀》原文

午后一发为潮热　　无休发热汗蒸蒸

时热自汗无里证　　先时与药桂枝称

每到午后出现发热，这种症状叫作"潮热"。

潮热证属于阳明腑实证的热型，因为阳明之气旺于申、酉（相当午后两点钟以后到六点钟以前），此时正气抗邪，出现潮热，像潮之有信，不失其时，所以命名为潮热，属于阳明府的可下见症。

如果不属于定时的"潮热"，而是热势持续不止，用手按其皮肤感觉热气透手势如炊笼之热蒸腾于外，并且兼见汗随热出连绵不断，这种热型，叫作"蒸蒸发热"，也属于阳明里实可下的见症。

但也有发热时轻时重，还伴有自汗出的症状，说它像"潮热"，而发作次数较多，说它像"蒸蒸发热"，而又时发时不发，叫作"时热"。这种发热的实质，是属于在表的风邪留连不解的缘故，它和潮热及蒸蒸之热有在表在里的不同，所以不能用泻下之剂，当用桂枝汤以驱散风邪。

然而用桂枝汤时，必须在发热汗出之前服之，否则不能使风邪随汗解除。因为桂枝汤不是治疗所有的时发热、自汗出的方剂，而是治疗有表证无里证的时热自汗的方剂。在这里应该注意"无里证"三字，是针对表证的时发热、自汗出才可使用桂枝汤治疗而说的。

往来寒热　如疟寒热

《伤寒心法要诀》原文

往来寒热少阳证　　寒热相因小柴胡

如疟寒热三五发　　太阳麻桂等汤除

无恶寒后发热，发热后而又恶寒，这样寒热交替发作的症状，叫作"往来寒热"，是少阳病的主证之一，所以当用小柴胡汤治疗。

如果寒热发作有一定的时间，或是每日发一次，或是隔日发一次，这是属于疟疾病的寒热，归于杂病范畴。

如果寒热发作没有一定的时间，每日可能发作三次或五次的，叫作"寒热如疟"。意思是说虽然寒热往来好像疟疾，但不是真正的疟疾，犹属太阳表邪未尽，荣卫不和，可用麻桂各半汤治疗；如果上述症状发热之时多，恶寒之时少的，属于表邪不解,卫阳被郁,郁则多热,可用桂枝二越婢一汤治疗;如果上述症状而有自汗出,或者已用过发汗药的,这时邪正皆衰,表犹未解,可用桂枝二麻黄一汤治疗;如果上述寒热如疟而无汗的,仍是风寒之邪闭郁表部,可用麻桂各半汤治疗。

以上麻桂各半汤、桂二越一汤、桂二麻一汤这三个方子,都是用来治疗太阳轻微表邪未解而致荣不和的,它是属于小汗法的范围。

恶寒 背恶寒辨

《伤寒心法要诀》原文

恶寒表里阴阳辨　发热有汗表为虚
发热无汗表实证　实以麻黄虚桂枝
无热恶寒发阴里　桂枝加附颇相宜
背寒口和阴附子　口燥渴阳白虎需

恶寒一证,在辨证方面,也有属于表、里、阴、阳的区别。

如果发热和恶寒同时出现,是病发于太阳经,属于表证。有汗的为表虚,应用桂枝汤;无汗的为表实,应用麻黄汤。

如果只见恶寒不见发热,是病发于少阴经,属于里虚证。在治疗上,一般有汗的用桂枝加附子汤;无汗的用麻黄附子细辛汤。

要是病人背部恶寒,口中调和、不干不燥的,属于少阴阳虚证,可用附子汤;如果背部微有恶寒,兼见口舌干燥、渴欲饮水的,属于阳明热盛肌腠疏泄之证,可用白虎加人参汤。

阴经和阳经,虽然都有恶寒的症状,但是,阳经恶寒必然要和发热同时出现,而阴经的恶寒就不会这样,这是很好区别的。

一般阳经恶寒,临证上多用发汗的方法,阴经恶寒则多用温经的方法。

少阴病和阳明病,虽然都有背部恶寒证,但是少阴病口中津液调和,阳明病口舌干燥,是可以鉴别的。

在治疗上,属于少阴阳虚背部恶寒的,当温经回阳;属于阳明热盛背部恶寒的,则当清热生津。

恶 风

《伤寒心法要诀》原文

风寒相因①相离少　三阳俱有恶寒风
恶风属阳祛从袁　三阴恶寒无恶风

[注解]

① 相因：是互相依附的意思。

风寒之邪侵犯人体，多半是互相依附，很少相离，所以有寒时不能没有风，有风时也不能没有寒，只不过是偏多偏少的分别罢了。

既然是风寒相因为病，因而三阳经都有恶风恶寒的症状。

恶风恶寒，一般是属于表证的范围，所以在治疗上，也要采用发汗解表的方法。

但是，风属阳邪，寒属阴邪，所以在三阴经寒证中，多见恶寒，绝少出现恶风的症状。

手足厥逆

《伤寒心法要诀》原文

太阴手足温无厥　　少阴厥冷不能温
厥阴寒厥分微甚　　热厥相因辨浅深

厥逆一证，从三阴经来讲，太阴经病，并无厥逆（只有手足温的症状）；少阴经虽有厥逆，但只有寒厥，而没有热厥；只有厥阴经，既有只寒不热的寒厥，也有因热而厥的热厥。

什么是热厥呢？就是发热与手足的厥冷同时或交替出现，也就是所说的"热深者，厥亦深"。所以在临证上，应该辨别其或浅或深，以便区别程度，决定治法。

寒厥的治法，属于少阴经的，如果手足厥冷，下利清谷，脉来沉微，轻的用四逆汤，重的用白通汤；如果里寒太甚，表阳不足，出现脉沉、肢冷、身体疼痛、骨节皆痛的，可用附子汤治疗；如果少阴里寒太甚，格阳于外，里寒外热，手足厥逆，下利清谷，脉微欲绝，身反不恶寒，面色浅赤的，可用通脉四逆汤治疗；如果少阴里寒，吐利不止，手足厥冷，并且阴邪上犯，阳气被逼，烦躁欲死的，可用吴茱萸汤治疗。

厥阴经的寒厥，轻的则手足厥冷，脉细欲绝，不兼吐利及烦躁不安的症状，可用当归四逆汤，和厥阴以散寒邪，调达荣卫以通阳气；若其人内有久寒，伴有吐利等症时，于前方加吴茱萸、生姜，更用酒煎之，以散内外之寒。厥阴寒厥的重证，如下利厥逆，或通身肤冷，或恶寒汗出，或四肢疼痛、腹内拘急，甚则阴盛格阳，外见发热汗出的假热证时，可用四逆汤或通脉四逆汤进行急温，更应急灸气海、关元、太冲，以补药力之不逮。积极处理，争取时间，为治疗方针。厥阴经的热厥，如果脉滑而厥，厥与热兼见，更有烦渴等热证，可用白虎汤清之；如果厥热交见，更有大小便闭秘，腹满硬痛的实证，可用三承气汤进行攻下。

自汗 头汗

《伤寒心法要诀》原文

自汗热越多急下　　更兼热利不休凶
头汗热蒸不得越　　黄湿水火血皆成

自汗一证,原因不一。太阳经的中风病,有自汗出的症状,但伴有畏恶风寒和头项强痛的特点,可用桂枝汤解肌祛风,其汗自止。如果属于阳明经有热而热越汗出的,必有烦渴等里热的症状,可用白虎汤清热生津,其汗自止;如果是阳明里热成实的热越证,必然大热蒸腾,汗出为多,这是燥热逼迫津液外渗,急用调胃承气汤泻热存阴,以止其汗。惟上述之热越汗出证,如果兼见发热不退、下利不止的,则属于津液内虚外脱之证,预后多为不良。

至于头汗出一证,指的是仅在头上出汗,颈以下则无。这种病多由于热郁于里,不得向外发越,上蒸于头引起的。造成热郁不越的原因很多:或是因于湿热在里蕴蒸将发黄疸,或是因于湿家误用了下法,或是因于水、热结在胸膈,或是因于误用火法逼汗,或是因于阳明蓄血,或是因于热入血室,都可以造成此病。由于成因不同,所以治疗方法也要分门别类对待,不能强求一致。

手 足 汗

《伤寒心法要诀》原文

手足濈濈然汗出　　便硬尿利本当攻
寒中汗冷尿不利　　攻之固瘕[①]泻澄清

[注解]
①固瘕:病名。长期大便初硬后溏,多因中焦虚寒搏结不化,水谷不别所致。

手足四肢连绵不断地出汗,多半是胃热逼迫津液旁渗于四肢的缘故。因为四肢属于脾胃,胃又能主宰津液,今热邪凝聚于胃,蒸发津液傍出四肢,所以手足濈濈然汗出。如果此时兼见小便自利的,则是津液偏渗不能还入胃中,胃中的津液干涸不滋,大便必然硬结不下,治法当用攻下为主;如果因为中焦寒盛,胃阳不足,脾土不能约束津液,使津液横行旁溢,也可见到手足汗出的症状,但是这种汗必凉而不热。由于此证中阳虚衰,不能运化寒湿,也会见到小便不利和大便不通的症状,但是这与热聚于胃手足濈濈汗出的病机有本质上的不同,所以不可用攻下的方法。

假令误用了攻下,必将更伤脾胃的阳气,则寒湿凝滞更甚,便会传变成长期大便初硬后溏的固瘕症,或泄利澄澈清冷、不杂黏秽、无有休止等症状。

渴 证

《伤寒心法要诀》原文

<blockquote>
三法伤津胃燥干　阳往乘阴渴亦然
渴欲饮水少少与　莫使停留饮病干
太阳五苓尿不利　阳明白虎饮连连
少阳证具心烦渴　小柴去半粉加添
</blockquote>

渴证,多因在治疗过程中使用了汗、吐、下三法,伤了津液,致使胃中干燥,因而渴欲饮水。

渴证凡是属于胃中津液干燥而欲饮水的,应该让病人少饮些水以滋胃燥,使其胃气调和,渴证可愈。但不要任意多饮,以防止发生水饮停留之症。

至于三阳的渴证,属于太阳病的,多半是膀胱不能气化以致水停下焦,因此必见小便不利,当用五苓散通阳利水;要是属于阳明病的,多半是由于胃土燥热煎灼津液,因此必大渴饮水不止,当用白虎汤清热生津;要是属于少阳病的,多半是热邪循少阳经内熏胸膈,耗其津液,因此必心烦、口渴,又兼见胸胁发满、往来寒热等证,当用小柴胡汤和解清热,但应减去半夏的燥烈,加凉润的天花粉以生津止渴。

另外,也有因为阳经的邪热内传三阴经时,耗其津液,同样可以出现渴证。

三阴经的渴证治法:太阴经的渴证则见嗌干,或腹满,用桂枝加芍药汤和之;少阴经的渴证则见口燥、咽干,用大承气汤下之;厥阴经的渴证则见消渴善饮、舌卷、囊缩,如果大便硬实的,亦可用大承气汤一攻。

呕 证

《伤寒心法要诀》原文

<blockquote>
呕病因何属少阳　表入里拒故为殃
太阳之呕表不解　食谷欲呕在胃阳
太阴有吐而无呕　厥阴涎沫吐鱿长
少阴呕利有水气　饮呕相因是水乡
</blockquote>

呕逆一证,六经中都可出现,为什么却常以呕逆为少阳经的代表证呢?这是因为表邪初入于里,受到里气抵抗,正邪互相拒格,因此发生了呕逆,所以说这是少阳

经半表半里的症状,应当用小柴胡汤治疗;如果是呕逆较重不能停止,又兼见心下痞硬,精神郁郁而烦的,或兼见大便不通,这是少阳的邪热又并于阳明,属于阳明、少阳两经的并病,应当用大柴胡汤治疗;如果太阳表证不解,发热恶寒,肢节烦痛,同时兼见少阳经的呕逆症状,这是太阳、少阳并病,应当用柴胡桂枝汤治疗;如果出现饮食入口,马上即欲呕吐的,这种呕逆不是少阳病,乃是阳明胃府的病变,其中如属胃寒的,当用吴茱萸汤治疗,如服汤后不但无效并且呕吐更甚的,这是因为表邪不解、上焦有热的缘故,当用葛根加半夏汤治疗。

三阴经的呕吐辨证:太阴经只有吐证没有呕证;厥阴经由于阴浊上逆而有呕吐涎沫的特点,应当用吴茱萸汤治疗,也有厥阴病呕吐蛔虫的,属于中寒蛔动,可以用乌梅丸治疗;少阴经的呕吐必兼下利的症状,这是少阴阳虚水气上泛的病变,可用真武汤治疗。

此外还有这样的呕吐,就是渴欲饮水,饮后则吐,吐后又渴,如此饮了呕,呕了饮,循环不已,同时小便又不通利,则是属于下焦停水的病变,可用五苓散治疗。

吐　证

《伤寒心法要诀》原文

中寒吐食不能食　不渴而厥吐寒虚
得食吐渴火不逆　饮吐相因不病居

如果症见口渴能饮,饮后便吐,吐后又渴,如此循环不止的,属于水饮为病,名为"水逆病",可以用五苓散治疗。

凡见口渴引饮,食后即吐的,多是火气上逆所致:如果属于实热的,可以用黄连解毒汤;如果属于虚热的,可以用干姜黄连黄芩汤;如果是气虚而胃热的,可以用竹叶石膏汤。脾胃中州有寒所致的吐证,因为阳虚不能腐化水谷,必然兼见不能饮食的症状。

大凡吐证又见手足厥冷和口中不渴的,多属于虚寒的病变,其中如果是呕吐不渴而手足自温的,属于太阴经的病变,可以用理中汤治疗;如果是呕吐涎沫,而手足厥冷的,则属于厥阴经的病变,可用吴茱萸汤治疗。

饥不欲食

《伤寒心法要诀》原文

饥不欲食吐蛔厥　下后不食属阳明
懊憹头汗栀子豉　厥紧心烦邪在胸

如果因为误用下法引起的饥不欲食证,则是属于阳明胃病;若是阳明胃中有热,除饥不欲食外,还会出现心烦不得眠,或是心中懊憹烦甚及头上汗出等症,可以用栀子豉汤涌吐其热邪;病人自觉腹中饥饿,但又愿食,如果勉强与食,便吐出蛔虫的,这是厥阴病的本证;也有饥不欲食,兼见手足厥冷,脉搏不微而紧兼见胸满心烦,气上冲咽喉,呼吸不利等症状时,这就不属于厥阴经的寒虚证了,而是寒痰冷饮结在胸中滞塞胸阳的寒实证,可以用瓜蒂散涌吐。

热利　寒利

《伤寒心法要诀》原文

热利尿红渴黏秽　　寒利澄清小便白
理中不应宜固涩　　仍然不应利之瘥

下利一证,有寒、热的区分。

热利多半小便红赤,口渴引饮,粪便稠黏、气味臭恶;寒利则多属太阴脾经寒湿下注,其症状为小便清白,口中不渴,不欲饮食,粪便澄澈,形同冷冻,或者下利清谷,气味发腥。

下利的治法:热利兼有表证的,轻证可用升麻葛根汤,重证可用葛根汤,清轻发汗,表解里和,其病自解;热利有里证的,可酌用三承气汤以攻下胃肠的滞热;如果是热利不见表里兼证,轻证的可用黄芩汤和之,重证的可用葛根黄连黄芩汤清之。

至于寒利的治法,通常用理中汤温寒补虚;假如服理中汤后,利仍不止的,多为下焦滑脱不固,可用赤石脂禹余粮汤以固肠涩利;假如用固涩法后,利仍不止的,多为水谷不别、清浊不分、水走大肠所引起,挟寒的可以用五苓散,挟热的可以用猪苓汤,利其小便,分其清浊,便可得愈。

头　痛

《伤寒心法要诀》原文

三阳头痛身皆热　　无热吐沫厥阴经
不便尿红当议下　　尿白犹属表未清

三阳头痛,指的是太阳、阳明、少阳三经的头痛症状。凡是头痛属于三阳经范围的,一定伴有身上发热的症状,可按三阳经分别论治;三阳头痛如果头痛而小便清长的,即使还有大便不通的症状,也是里热尚未成实,表邪尚未解除,这时就不能急于攻下,应当先解其在表之邪;如果见到大便不通、小便红赤,属于里热成实的,应当考虑攻下里热的治法，可以选用三承气汤；如头痛不见发热，而见呕吐涎沫、手足厥冷的症状，是属于厥阴经寒邪上逆的头痛，当用吴茱萸汤温寒以降逆。

三阴经中，本来没有头痛症的，只有厥阴经中可以见到，这是由于厥阴经脉和督脉上会于巅顶的缘故。

项 强

《伤寒心法要诀》原文

项背凡几强太阳　　脉浮无汗葛根汤
有汗桂枝添葛入　　脉沉栝蒌桂枝方
结胸项强如柔痉　　大陷胸丸下必康
但见少阳休汗下　　柴胡去半入蒌良

项强一症，本是太阳经病主症之一。

如果不仅项强，连项背都强，俯仰顾盼不能自如的，便属于太阳、阳明两经的经表感受风寒的见症，因此，其脉搏必定见浮。

如果是二阳经表的头项强痛，几几然而不见汗出的，这是由伤寒之邪传来，可以用葛根汤疏解两经的邪气；如果是上证而自汗出的，则是由中风之邪传来，可以用桂枝加葛根汤调和荣卫疏散经脉邪气；如果是上述症状脉不浮而反见沉的，则是表邪已入胸膈，津液不能滋润经脉，可用栝蒌桂枝汤和营卫以滋经脉的拘急；如果结胸病虽见项强背反张，同时还有自汗出的症状，看来好像柔痉的样子，其实是胸中实邪盘踞于上，影响经脉不和所致，所以不要发汗，应当用大陷胸丸缓攻胸上的结热；如果太阳经病的项强，同时又兼见少阳经的头目眩冒、心下痞硬的症状，这叫太阳、少阳并病，在治法中不能使用汗、下等治法，因为邪涉少阳经，原则上有汗、下的禁忌，因此，只可用小柴胡汤去半夏加天花粉（瓜蒌根）和解少阳，助其枢机，滋其津液，则表里之邪自解。

颐 毒

《伤寒心法要诀》原文

寒发颐耳下肿　　失于汗下此毒生
高肿焮[xīn]红痛为顺　　反此神昏命必倾
毒伏未发脉亦隐　　冷汗淋漓肢若水
烦渴不便指甲紫　　颇似三阴了了轻

伤寒邪热续发颐毒,其症见:耳下肿起,红肿疼痛,其原因皆由于当汗不汗,当下不下,汗、下失时,毒热不解,挟少阳相火上攻结成此毒。

颐毒一证,俗称"痄腮"(颐,位在口角后,腮的下边),是温热毒气瘀结在少阳经,致使两颐红肿的一种病证,见阳证者为顺,见阴证者为逆。

阳证是耳下毒发,红肿高大,灼热疼痛,其人必阳气素盛,气旺血盛,所以化脓容易,治疗顺利,可用连翘败毒散解散其毒气。至于阴证则恰恰相反,毒气漫肿,并不高起,肉色不变,不现红赤,不痛不热,按之木硬,这种症状如果兼见毒气内攻,神志昏迷的,预后多为不良。这是因为病人气血不足,阳气素虚,或者在治疗过程中服用凉药过多,遏郁毒热不能发泄于外,而反内攻于里所致。

发颐之证,往往在毒伏未发之前,反见脉搏隐伏不见,冷汗淋漓、四肢冰冷等症,从现象看好像三阴经亡阳的症状,但从本质进行分析,此证还有身轻不重、心烦、口渴、大便不通、指甲色红紫、目睛了了、神志不变等一系列阳热证候,与阴证不同,这是属于颐毒初发的见症,临床治疗,不可忽视。

目眩耳聋

《伤寒心法要诀》原文

少阳目眩①神自正　　诸逆昏乱不能生
重暍②耳聋湿温③汗　　不语面色变身青

[注解]
①目眩:两眼视物发黑或动乱不定的症状。
②重暍:病名。误发湿温病人的汗而造成的一种坏证。
③湿温:病名。系温病复伤于湿的病变。

少阳经的症状,有目眩、耳聋的特点,这是少阳经的热邪影响,对于正常精神并无损害,所以不能看成神气失常的死证。

然而也有因治疗不当发生了种种错误,例如汗、吐、下等法失宜所造成的目眩、耳聋,同时兼见神志昏迷、语言错乱一系列神散气脱的坏证,这和少阳证的目眩、耳聋完全不同,而是属于病情严重,多有不能生者。

亦有误发湿温之汗,造成的耳聋不闻、不能语言、面色改变、周身发青的,此病名为"重暍",亦属于难治的坏证之一。

阴阳咽痛

《伤寒心法要诀》原文

> 咽痛干肿为阳热　　不干不肿属阴寒
> 阳用甘桔等汤治　　阴用甘桔附姜攒

咽痛一症,有寒证、热证的不同。

一般咽喉干燥,红肿疼痛的,属于三阳热证;假如不见咽喉干燥或红肿,只是疼痛的,属于三阴寒证。

咽痛的一般治法:三阳热证可用甘草汤、桔梗汤、半夏散及汤、苦酒汤、猪肤汤等调治;三阴寒证可用四逆汤加桔梗治疗。

胸胁满痛

《伤寒心法要诀》原文

> 邪气传里必先胸　　由胸及胁少阳经
> 太阳脉浮惟胸满　　过经不解①有阳明
> 干呕潮热胸胁满　　大柴加硝两解行
> 心腹引胁硬满痛　　干呕尿秘十枣攻

［注解］
①过经不解:是说邪气传过太阳经,表证虽已消失,而病邪未解故它经症状又起。

凡风寒表邪由表传里时,往往先涉及胸部,因胸为阳位,为阳气出入的门户,所以表邪传里的时候,必先侵袭胸部。

邪侵胸部,仍属于表,如果脉浮、胸部满闷,不发生两胁满、痛的,主于邪气仍在太阳表分,可用麻黄汤发汗;如果胸满连及胁部,胸胁部位都见满闷的,这是邪气已传入少阳,可用小柴胡汤和解;如果病已七八日以上,还是胸胁满闷不解,又兼见干呕、潮热等症状,是少阳的邪气又并居于阳明,为少阳、阳明兼病,可用大柴胡汤加芒硝两解明、少的邪气;如果太阳表证已除,但是心下和腹部牵引胁部硬满疼痛,并且兼见干呕、小便不利等症状的,多半是水饮凝聚的实证,可用十枣汤攻逐水邪。

结　胸

《伤寒心法要诀》原文

按之满硬不痛痞　　硬而满痛为结胸

大结从心致少腹　　小结心下按方疼

热微头汗为水结　　漱水不咽血结名

瘀衃未尽经适断①　内实沉大审的攻

抵当桃仁大小陷　　误攻浮大命多倾

不实浮滑小陷证　　藏结悉具躁烦凶

［注解］

①经适断：月经恰在这个时候断止。

　　结胸与心下痞的辨证：胸腹硬满，按之而痛的，叫作"结胸"，属于热与水结的实证；心下硬满，按下不痛的，叫作"心下痞"，属于胃气不和的寒热气痞。

　　结胸一证，又分大、小两个类型：大结胸的症状，是从心下至少腹均硬满而痛，不能触按，痛势严重，可用大陷胸汤攻之；小结胸的症状，属于痰、热微结，正在心下，按之才痛，不按就不痛，可用小陷胸汤清利痰热。如果上述大结胸的症状，兼有微热、头上汗出，属于水热之邪上蒸的，叫作"水结胸"可用大陷胸丸缓攻在上的水热。如果上述症状，兼见口干漱水不欲咽的症状，叫作"血结胸"，这是由于血与热郁结，不从衃出，或虽作衃但热去不尽，抑或妇女月经适来与适断，热邪乘机袭入血室，皆能构成此病。治疗方法：如果证属内实，脉见沉大或实而有力，确为里实无疑，可用攻下逐瘀之法。例如热多瘀少的，可用桃仁承气汤；瘀多热少、症情急重的，用抵当汤；症状轻缓的用抵当丸。

　　如果结胸证，脉来浮大，这是邪尚在表，热未结实，故不可下。如果攻下，则未尽的表邪乘虚入里，结热更深、正气更虚，邪气反实，故预后多呈凶险。

　　如果脉来浮滑，这是还未成为大结胸证的脉象，仍然属于小结胸证，因此也不可攻下。

　　至于结胸和心下痞的成因，古人认为是表证未解，下之太早，表邪乘虚入里所形成，然验之临床，也有不经误下而成的，似不可过于拘泥其说。

　　藏结一证也有心腹硬痛，样子很像结胸，但舌苔白滑，不黄不燥，脉沉细小紧，并兼见大便下利等阴寒症状，同结胸热实的病变有本质的区别。

　　另外，大结胸证，如果其人胸胁、脘、腹都硬满疼痛，是为水热凝结面积较大，邪气太实，此时如更见精神烦躁，卧起不安，正被邪逼，显出不能支持的疲惫样子，则预后凶险,多有死亡。

痞 硬

《伤寒心法要诀》原文

阳证痞硬为热痞　　大黄黄连泻心宁
汗出恶寒寒热痞　　附子泻心两收功
误下少阳发热呕　　痞满半夏泻心能
虚热水气痞下利　　心烦干呕腹雷鸣
虚热水气生姜泻　　痞急气逆甘草灵
桂枝表解乃攻痞　　五苓烦渴利尿通

心下痞硬,又见心胸烦热等阳证,脉搏关上浮的,反映了热结未深仍在气分,叫作热痞,可用大黄黄连泻心汤治疗;如果上述热痞又兼见恶寒、汗出的表阳不足,叫作寒热痞,可用附子泻心汤治疗;如果少阳证误下以后,少阳证仍在的,还可以用小柴胡汤治疗;如果误下之后,出现发热而呕,心下痞硬而不疼痛的,此为虚热气逆,兼挟痰饮,叫作呕逆痞,可用半夏泻心汤治疗;如果太阳表证误用下法,出现心下痞硬、下利、心烦、干呕、噫气而带食臭、腹中肠鸣作响、小便不利,此为余热乘虚入里,胃中不和,谷气不化,胁下有水气,叫作虚热水气痞,可用生姜泻心汤治疗;如果上述痞状而胁下没有水气,只是心下痞硬,较前紧急的,叫作虚热客气上逆痞,可用甘草泻心汤治疗。

凡是下后的心下热痞,如果兼有恶寒的表证未解时,应当先以桂枝汤解表,然后才能用大黄黄连泻心汤攻痞。

另外,凡是心下痞用泻心汤治疗而不解除,兼有心烦、口渴、小便不利停水的症状时,就应当先以五苓散利其小便,然后再选用泻心汤治痞。

按:古人认为伤寒下早则成痞硬,中风下早则成结胸,其实《伤寒论》的记载并不如此严格。总的来说,凡是邪从虚化的多为痞硬,邪从实化的多为结胸。

腹 满 痛

《伤寒心法要诀》原文

腹满时痛不足证　　腹满大痛有余名
误下邪陷太阴里　　汗热便硬转阳明

腹满、腹痛,又有虚、实、寒、热的分别。

例如：腹满有时痛、有时不痛的，属于里虚不足，可以用桂枝加芍药汤治疗，如果用桂枝加芍药汤后，病仍不愈的，可改用理中汤治疗；腹满大痛，没有休止之时的，属于里实有余，可以用桂枝加大黄汤治疗。以上的病因，往往是由于太阳表邪未解，误行了下法，邪气内陷太阴之里所致。

如果上述腹满大痛，又兼见潮热、自汗、大便燥结不通等症时，是太阴之邪转属阳明，由脏传腑，燥热成实，可以用大承气汤攻下。

少腹满痛

《伤寒心法要诀》原文

少腹满而按之痛　厥逆尿白冷膀胱
不厥血蓄小便利　小便不利水为殃

少腹胀满一证，用手按之疼痛。

如果有上述症状而手足不冷又小便不利的，多半是为膀胱蓄水证，可以用五苓散治疗；要是有上述症状，而大小便都不利的，是水热蓄结于下焦，可以用八正散治疗；如果虽有上述症状但不见四肢厥冷，而且小便自利的，多半是下焦蓄血之证，可以用桃仁承气汤治疗；如果有上述症状而同时又出现四肢厥冷，小便清、白的，是为寒冷的邪气结在下焦膀胱，可以用当归四逆加吴茱萸生姜汤治疗。

身　痛

《伤寒心法要诀》原文

身痛未汗表实证　汗后身痛属表虚
桂加生姜参芍药　尺迟血少建中芪
少阴沉厥附子治　厥阴汗利四逆医
风湿尽痛难转侧　制引烦痛桂附宜

身痛一证，在辨证上有表、里、虚、实的区别。

表证的身痛而有发热、恶寒、无汗的症状，同时也未经过发汗治疗的，则属于太阳表实证，当用麻黄汤发汗；如果在发汗之后出现身痛的，则属于太阳表虚之证，当用桂枝汤增芍药、生姜加人参（名桂枝新加汤）治疗；如果病人周身疼痛，其尺脉反见迟涩的，属于营血不足，里气已虚，虽未发汗，亦不得认为表实而用麻黄汤发汗，可用小建中汤加黄芪（黄芪建中汤）以补营卫之虚。

另外，复有周身皆痛，难以移动，并且肢节筋脉牵引掣痛颇重，影响精神不安的,这是属于风湿合邪的身痛,可用桂枝附子汤治疗。

至于少阴经表里虚寒的身痛,必见脉沉、四肢厥冷的症状,可用附子汤治疗。

如果是厥阴经的虚寒身痛,除四肢厥冷以外,并且还有汗出不止、下利清谷的里寒重证,可用四逆汤温经回阳。

疹　斑

《伤寒心法要诀》原文

伤寒疹斑失汗下　感而即出时气然
袁邪覆郁营卫分　外泛皮脉痧疹斑
痧白疹红如肤粟　斑红如豆片连连
红轻赤重黑多死　淡红稀暗是阴寒
未透升麻消毒治　热盛三黄石膏煎
已透青黛消斑饮　双解痧疹法同前

伤寒病往往续发斑、痧、疹等证,究其原因,皆因汗、下之法不够及时,或是用的不够恰当,以致外邪不解,覆郁营卫,内热不清,外泛皮肤,构成此证。

如果是属于四时不正邪气传染来的,则感病之后马上即出,这是由于疫疬邪气为病,暴烈迅速的缘故。

痧发于卫分,卫主气,所以痧色白,像米粒一样。

疹和斑都发于营分,营主血,所以皆见红色。但疹色肤浅,其形如米粒;斑色深重,形如豆瓣成片相连。

斑、疹的颜色红活的为病轻;红深色赤的为病重;由赤变成黑色的,多是死证。因为颜色越深,毒热相应地也越严重,所以病也就越重。

如果是疹、斑的颜色淡红不深,晦暗不华,颗粒稀疏不密的,其证每属于阴,不能以阳热看待。这种病情的出现,大致有两个方面:一种是先发于三阳经的斑、疹之毒,传入于里,反从阴寒所化而致;另一种是阳经疹斑,在治疗中过服凉药太多,气血变寒,由阳转阴,成为阴斑、阴疹、阴痧的坏证,此时就应当按照阴寒证的要求进行治疗。

斑疹治疗大法:如果斑疹尚未出透,发热尚轻的,可用升麻葛根汤合消毒犀角饮治疗;如果表热重的,可用三黄石膏汤发之;如果热势虽重,但是斑疹均已出透的,可用青黛消斑饮加减清解;如果痧疹初起,表里之邪不清的,可用双解散先通表里,然后根据病情,再依上述方法进行治疗。

狐　蟊

《伤寒心法要诀》原文

古名狐蟊近名疳　狐蚀肛阴蟊唇咽
病后余毒斑疹后　癖疾^①利后也同然
面眦^②赤白黑不一　目不能闭喜贪眠
潮热声哑腐秽气　能食堪药治多全

[注解]
①癖疾：指肠癖(痢疾)而言。
②眦：眼角的内侧叫内眦，外侧叫外眦。

狐蟊是"牙疳""下疳"等病的古名，近时统称为"疳疮"。"下疳"就是古时的"蟊病"，其症状为前阴或肛门蚀烂，流脓流血，久久不愈；"牙疳"就是古时的"盛病"，其症状为咽喉或齿龈腐烂，甚则脱掉牙齿、穿腮、破唇，其损坏程度极为严重。

这种病的成因：由于伤寒病后的余毒和湿䘌[nì]之虫交相为害；或者发生在斑、疹及肠癖下利以后，其病害程度亦相同。

狐蟊病的症状：在望诊上可以看到病人的面部和两个眼角的颜色一会儿红、一会儿白、一会儿黑，时时变化不定，并且神情默默消沉，老想睡觉，但是又不能闭上眼皮酣然熟睡；闻诊上，其人声音嘶哑而不响亮，䘌虫腐蚀之处，无论在上、在下，气味臭秽熏人，闻之作呕。此病发热而有定时，每于午后潮热。

狐蟊病是一种毒热太盛、伤正气的大证，治疗颇为吃力。如果病人胃气强盛，能食而正气未衰，犹能经得住攻下重剂治疗的；或者其毒势尚缓，症状不重，如能积极治疗，每多获愈。

烦躁　不眠　懊㤽

《伤寒心法要诀》原文

躁身不静烦心扰　不躁难眠作热观
懊㤽烦甚无冷病　惟躁阴阳表里看
诸烦无论三法后　便软栀竹等汤煎
便硬白虎三承气　躁同阴见便属寒

躁证，是手足身体扰动不安；烦证，是心中烦乱，精神不宁。躁，其证见于外；

烦,其证见于内。所以临证上只有心烦而没有身烦,只有身躁而没有心躁。

一般来讲,烦多属阳证,躁多属阴证。因此,凡是不见躁证而只是心中烦懊不眠的,则多属于阳热之证。

但躁证就不同了,应当分析它的阴阳、表里、虚实,然后才能肯定治疗。

例如太阳病中有不汗出而烦躁的表实大青龙汤证;阳明病中则有心下硬而烦躁的里热白虎汤证;三阴病中则有吐、利、手足厥冷而烦躁的阴寒逼阳,属于四逆汤辈之证。

此外,凡是属于心烦、懊恼、不眠等证,不论用过或者未用过汗、吐、下的治法,只要是其人大便不硬的,便可选用栀子豉汤、竹叶石膏汤、温胆汤等清之;如果是其人大便虽然硬,但燥热之结尚浅,可用白虎汤清之;如果大便硬结成实、燥结已深,就要选用三承气汤进行攻下;如果是躁证见于三阴证中,不论在那一经,多半是属于虚寒搏阳的阴证,便应该选用理中汤、四逆汤、吴茱萸汤,分经治疗,扶其阳抑其阴。

但 欲 寐

《伤寒心法要诀》原文

行阴①嗜卧无表里　　呼醒复睡不须惊
风温②脉浮热汗出　　多眠身重息鼾鸣

[注解]

①行阴:卫气昼行于阳,夜行于阴,阳主寤,阴主寐,若阴寒之气太盛则行阴时多,便有欲寐嗜卧症状出现。

②风温:病名。冬伤于寒,不即发病,至来春又感风邪发病的,叫"风温"。

风温病的欲寐多眠,则必伴有脉浮、发热、汗出、周身沉重、鼻息鼾鸣等一系列的温热症状,它和少阴病的"行阴"嗜卧欲眠,一热一寒,根本不同。

少阴病的寒化证是阴盛阳衰,阴多阳少,行阴之时为多,故出现欲眠、嗜卧、精神不振的症状。也有症见欲眠、嗜卧,但不见表、里、寒、热的兼证,并且其人体温调和,没有任何不适感觉。持其脉虽小但很调匀。这种欲眠、嗜卧并不是坏事,它是属于大病解后,阳邪已去、阴气来复的佳象。这样的睡眠,必然是呼之便醒,醒后又睡,神志清楚而不昏沉,所以不必惊怕。

百 合

《伤寒心法要诀》原文

百合百脉合一病　　如寒似热药无灵
饮食起居皆忽忽　　如神若鬼附其形
脉数溺时辄头痛　　溺时不痛渐渐风
溺时快然但头眩　　六四二十病方宁

　　百合病的成因,大致有三种:一种是伤寒大病之后,余热留连不解,不分经络百脉,悉受其病,所以叫作"百合病";一种是病人平素多思,忧虑寡断,情志不遂,发生此病;一种是卒然遇到惊恐和疑惧的事情,心神受到刺激,也能发生此病。李彣总结此病,系心、肺二经的病变,这是很正确的。

　　百合病的症状:病人自觉好像是有恶寒,其实并没有恶寒,好像是有发热,其实也并没有发热,因此,寒热的病情捉摸不定,用许多药物治疗也都不见功效;在饮食方面,欲饮不能饮,欲食又不能食;在起居方面,欲卧不能卧,欲起来行动但又不能行动;在精神方面,其人精神恍恍惚惚,好像鬼神邪祟附其形体,茫然不能自主,不知如何是好。

　　这种病如果是脉搏数、小便时就感到头痛的,主热邪较重,约六十天才能好;如果是小便时头不痛,仅有渐渐然畏怕风寒的,主热邪较轻,约四十天才能好;如果是小便时很畅快,其人头不痛,而只觉一阵眩晕的,其邪就更轻了,约二十天才好。所以说:"六四二十病方宁。"

心 下 悸

《伤寒心法要诀》原文

筑筑①惕惕②怔怔③忡忡④　　心动悸　不自安
饮多尿少为停水　　厥冷汗后是虚寒

[注解]
①筑筑:此处形容心跳有声,如捣物一样。
②惕惕:此处形容心中惕动不稳。
③怔怔:心中惶恐不能自主。
④忡忡:忧虑不安的样子。

心下筑筑然跳动,惕惕然惧怕不安,怔怔忡忡惶恐不宁,这些症状都是心悸跳动不安和心神不稳的症状。

心下悸证,如果是饮水多而小便反少的,属于水饮停滞心下所致,应当用茯苓甘草汤或五苓散治疗;如果心下悸动兼见手足厥冷的,则是阳气不足寒水凌心的缘故,应该用真武汤治疗;如果在发汗以后出现心下悸动,多属于里虚不足,心失所养,应该用小建中汤治疗;如果是未经发汗而见心下悸动特甚,同时脉又结代的,这是虚而心脏不足的证候,此证较为严重,应该急用炙甘草汤治疗。

战 振 栗

《伤寒心法要诀》原文

战身耸动栗心慄　　振虽耸动比战轻
故振责虚因无力　　栗战相交邪正争
此证若生三法后　　虚其中外逆而成
不逆因和而作解　　正胜邪却战汗平

战,是身体耸动而有力;栗,是心中寒战;振,虽也身体耸动,但同"战"的症状相比较,显出身体无力,不能支持,耸动之势为轻。

古人认为,振是正气虚的反映,栗是邪气实的反映,战是正气抗邪的反映。

栗、战两证同时出现,属于正邪交争的局面。这种症状,如果发生在汗、吐、下三法以后的,乃是中外气血俱虚,误治成逆的坏证;如果不因上述误治出现的,属于邪气已衰,正气因和,正气得势,驱邪外出,正胜邪退,战汗作解的机转,经过战栗之后,随即发热、汗出,则诸证悉去。

谵语 郑声

《伤寒心法要诀》原文

谵语为实声长壮　　乱言无次数更端
郑声①为虚音短细　　频言重复更呢喃②
同阳经见均属热　　同阴经见总为寒
阳无可攻当清解　　阴不能温清补痉

[注解]
①郑声:是一个症状。病人言语重复,声音短细,只守一语絮絮不休。
②呢喃:声音细小,独语不止。

谵语，多属于心经实热，心神有余。因为人的语言主宰于心，要是心气实热，心神亢奋有余，便要发为谵语。谵语属于实证，所以发音粗长，壮而有力，并且无头无尾，内容杂乱没有系统。

郑声，多属于心气虚衰，心神不宁。郑声属于虚证，所以发出的声音短细无力，多在一句话上絮絮叨叨，重复不止。

谵语所以能够乱说，是因为实热在里，心神有余，精神亢奋的缘故；郑声所以只重复一两句话，是因为心气不足，缺乏机变的缘故。

临证上，一般谵语见于三阳经中的，多是热证；郑声见于三阴经中的，多是寒证。

至于治疗的方法，阳热证的可以攻下，阴寒证的可以温补。如果虽见于阳证而没有可攻的潮热、腹满、便硬等症状，或是见于阴证而没有可温的肢冷、下利等症状，这时，属于阳热的可用清解方法，属于阴寒的可用清补方法来进行治疗。

神昏狂乱　蓄血发狂

《伤寒心法要诀》原文

神昏胃热重阳狂　三黄三承白解汤
蓄血发狂小便利　少腹硬痛属太阳
阳明蓄血大便黑　其人如狂而喜忘
桃仁承气抵当治　须识作汗奄然狂

神昏不识人，是一个严重的证候。这种病从伤寒角度上来讲，往往由于胃府热甚，上乘于心，心为火脏，今被热邪扰动，阳邪并入阳脏，叫作"重阳"，所以使人神志发生狂乱不能制止。

这种病的治法：如果兼有表实无汗的，可用三黄石膏汤；如果兼有里实不大便的，可选用三承气汤；如果只是热盛而不兼表里证的，可用白虎解毒汤（即白虎汤、黄连解毒汤合方）。另外，蓄血证也会见到精神发狂的症状，但又有属于太阳、阳明两经的区别：太阳蓄血发狂，必见少腹硬满和小便自利的症状，这是因为热与血结在下焦的缘故；如果小便不利的，便不属于蓄血了，而是太阳之热与水凝结的蓄水证，就可用五苓散治疗。阳明蓄血，其证也见如狂的症状，但有善忘、大便色黑等特点；如果大便色不黑，那就是热盛的阳狂，不属于蓄血的范围。

蓄血证的治法：一般症状较轻的，用桃仁承气汤；病情较重的，多用抵当汤。

然而发狂证也有因为阳盛阴虚的病人，在正气拒邪出表作汗将解的时候，突然出现发狂，这时身体、精神极度不安，然后连绵不断地出汗，病就好了。这种发狂属于正气抗邪外出的反应，和上述发狂应当加以辨别，不可误治，影响作解的机会。

循衣摸床

《伤寒心法要诀》原文

循衣摸床①有二因　太阳火劫②热伤阴

小便利生不利死　阳明热极热弥深

皆缘三法失成坏　脉实堪下弱难禁

虚实阴阳难辨处　独参六味可回春

[注解]

①循衣摸床：病人在神识不清的情况下，常常用手在衣被上来回摸索，表现躁动不安的样子。

②火劫：是用火法，强迫病人发汗，例如烧针、艾灸、以瓦熨背等。

循衣摸床一证，多出现在病人垂危的阶段，所以说是一种危险症状。它的造成原因有两种：一为太阳表证，误用了以瓦熨背、温针、烧针等火劫的方法逼汗，导致热盛伤阴，火热入里，灼伤津液而成。这时要审查一下，如果病人小便尚利的，说明津液还没有完全枯竭，可以进行治疗，所以主生而不主死；如果是小便已发现困难不通的，说明阴液已经枯竭，其预后多为不良。二为阳明热邪极盛，又误用了汗、吐、下三法，津液大伤，使胃中更燥，热势更加严重，致成坏证。这时，如果脉搏充实有力的，反映了邪气虽盛，但正气未衰，可急用下法，泻热存阴，还可救治；如果脉搏软弱无力的，证明正气虚衰，邪气盛实，不能胜任攻下，则难于治疗，属于危险的坏证。

另外，循衣摸床的出现，往往有阴、阳、虚、实，莫衷孰是，治疗无从下手的情况。这时可给予大剂独参汤和六味地黄汤，时时服之，从先后二天的治疗入手，经常能使人得救，这也是很好的办法，值得注意。

气 上 冲

《伤寒心法要诀》原文

气撞吐蛔厥阴本　无就阳表桂枝汤

少腹急引烧裈散　冲喉难息瓜蒂良

症见气上撞心，如果不吐蛔虫，仅是气往上撞，是邪还在太阳，表证未解影响里气上冲，可以用桂枝汤治疗；如果是感觉气上冲咽喉，胸中满闷，致呼吸困难的，这是寒痰冷饮凝结在胸中阻碍呼吸的实证,可以用瓜蒂散涌吐实邪。

症见气上撞心,又吐蛔虫的,是为厥阴经的本证;如果气上冲胸,更见少腹牵引阴筋,向里抽缩疼痛很急的,乃是阴阳易病,可以用烧裈散治疗。

喘急短气

《伤寒心法要诀》原文

喘急喝喝①数张口　短气似喘不抬肩②
促难布息为实证　短不续息③作虚观
内因饮病或痰热　外因阴阳表里看
直视神昏汗润发④　脉微肢厥命难全

[注解]

①喝喝:气喘喝喝而有声。

②抬肩:又称"摇肩"。喘喘时两肩上下摇动。

③不续息:气息发短,不能接续。

④汗润发:汗水浸湿头上毛发。

喘息和短气,是两种不同的症状。

喘息证,是气息急促,喝喝而喘,频频张口,并且抬肩、欠肚;短气证,似喘非喘,气难布息,并不张口抬肩。这两种病都是属于胸中的气病,以肺主气,所以属于肺气的病变。

临证上,不论喘息或是短气,如果是气息短促,胸中壅塞,不能呼吸的,都属于有余的实证;如果是气息短浅,自觉胸中发空接不上气的,都属于不足的虚证。

这两种病的形成,有内因、外因的区别。内因多由于贪寒饮冷,损伤了肺气,或是由于醇酒厚味,酝结痰热,阻碍了肺气的敷布。外因多由于体表感寒,皮毛受邪,内合于肺,逐渐传里,由皮毛到肌肤,由肌肤到肺中,由胸到腹而入于胃,在这一过程中,皆能令人发生喘证。

临床治疗,必须审察其病属阴、属阳、在表、在里,及其所变化的寒热,然后进行治疗。又应当注意到,在喘急短气的同时,如果兼见瞪目直视、神识不清、头汗如油、毛发尽湿、脉微、四肢厥逆等症,这是正气将脱,肺、胃真气不藏,多属不易救治的危候。

喘息的一般治法是:如果见于三阴经寒证中的,是为阴喘,可以用四逆汤加杏仁、五味子治疗,要是更兼气虚的,可增添人参,剂量要大一些;如果见于三阳经热证中,是为阳喘,可选用白虎汤或是葛根黄连黄芩汤。如果和太阳表证同见的,是表喘,无汗表实的,可以用麻黄汤,兼有热郁烦躁的可用大青龙汤,有汗表虚的可用桂枝加厚朴杏子汤;如果和阳明里证同见的,是为里喘,可用大承气汤,若兼见结胸证的可用大陷胸丸。如果是表实无汗,水饮内停,射肺作喘的,可用小青龙汤;如果是表虚有汗,水饮内停,肺气不降,小便不利而作喘的,可用五苓散加葶苈子。如果是水饮在里成实而喘的,可用葶苈大枣泻肺汤方;要是兼见腹部和两胁硬满疼痛的,是为水饮实邪阻碍三焦气机不利,可用十枣汤方。如果是里寒太盛,阳气不足而喘的,可用真武汤。如果是脉见细微、口鼻气短、喘而少气不能续息,同时不见上述阴、阳、表、里等证时,是为气虚作喘,可以用保元汤加五味子、杏仁。如果是气喘而痰液黏稠、咽喉辘辘有声,是为痰喘,证重的可选用瓜蒂散,或是礞石滚痰丸,证轻的可用二陈汤加苦葶苈、紫苏子、白芥子等类药物治疗。

呃逆哕噫

《伤寒心法要诀》原文

呃逆今名餀古名　　不似哕[yuē]哕胃里声
餀声格格连声作　　原夫脐下气来冲
颇类嗳噫情自异　　均属气逆治能同
虚热橘皮竹茹治　　二便不利利之宁
气不归原宜都气　　寒虚丁萸附理中
痞硬下利生姜泻　　痞硬嗳气代赭功

呃逆是今之病名,餀是古之病名,二者名虽不同,症状则同。

呃逆的症状,是气机郁结不舒,因而上冲有声。有的人误以哕就是呃逆。他们不知道哕哕之声是从胃中上冲出口作声的;餀则其声格格不断,乃是气从脐下冲口而出,并且声音响亮,和哕有所不同。

呃逆与嗳气、噫气很相类似,但其病情却各有不同:嗳气,多半是因为吃饭过于急迫,使胃气不舒,因而出现嗳气,嗳后则胃中食物转动而觉舒畅;噫气,是贪食过多,胃被食伤不能消化,虽经过较长时间,其噫出之气,仍带有消化不良的食臭味道。

这样看来,呃逆、嗳气、噫气三种情况并不一样,但总的来说,均属于胃气上逆的病症,在治疗方法上基本上还是相同的。因此,凡是呃逆、嗳气、噫气,因为胃虚有热所致的,可用橘皮竹茹汤治疗,其中对呃逆一症,还可加入柿蒂以敛冲逆;如果里热闭塞,兼见大便不利的,可用三承气汤治疗;如果水气内停,兼见小便不利的,可选用五苓散、猪苓汤治疗;如果兼见肾虚不能纳气归原的,可用都气汤加牛膝治疗;如果兼见太阴脾家虚寒上逆,手足自温的,可用丁萸理中汤治疗;如果是兼见少阴寒邪,手足厥冷的,于前方中加入附子;如果胃气不和,寒热痞塞,挟有水气,兼见心下痞硬、肠鸣下利的,可用生姜泻心汤治疗;如果胃气不和痰气上冲,兼见心下痞硬、噫气不止的,可用旋覆花代赭石汤治疗。

发　黄

《伤寒心法要诀》原文

湿热发黄头汗出	小便不利渴阳明
素有寒湿发汗后	黄从阴化太阴经
阳色鲜明阴色暗	太阳血蓄并狂生
表实麻翘赤小豆	茵陈里实栀子清
阴黄①茵陈四逆主	便溏尿秘茵五苓
环口黧黑②柔汗死	体若烟熏阳绝征

［注解］

①阴黄:邪传太阴,脾阳素虚,邪从寒化,寒湿相郁而发黄,黄色晦暗不光泽的叫作"阴黄"。

①黧黑:是黄、黑两种颜色综合而成的一种颜色。

发黄就是黄疸病。这种病的成因,有湿热、寒湿两种。

湿热发黄,属于阳明病的热邪和湿邪互相瘀滞于内,不能向外发越,所以湿与热蒸。症见但头汗出,全身无汗,反映了热邪不能外越;小便不利,口渴欲饮,说明了湿热不能从小便排泄。这样热不得外越,湿又不能下泻,没有出路,必然互相郁蒸。因阳明属土,土色为黄,湿热相蒸其间,从土色而化,外达于肌肉之外,就叫作湿热发黄,也称之为"阳黄"。如果是其人素来内寒湿,又被外感表邪所郁遏,或者是阳明病湿热发黄,误发其汗,伤损胃阳,致使邪传太阴,反从太阴寒湿之化,这都能导致发生湿寒发黄,也称之为"阴黄"。

阳黄属于阳明,所以黄的色泽鲜明;阴黄属于太阴,所以色黄而晦暗。

另外,关于太阳蓄血病变的发黄,是热在下焦与血相结,热与血蒸亦能出现黄色,并有精神发狂的症状,和小便自利、少腹急结或硬满疼痛等特点,可选用蓄血证的桃仁承气、抵当等汤进行治疗。

阳证发黄的治法:如果表实无汗、湿热内瘀的,可用麻黄连翘赤小豆汤发汗;如果是湿热交蒸,里实,不大小便并且腹满的,可用茵陈蒿汤泻下;如果是没有表里证,只是一般湿热盛而发黄的,可用栀子柏皮汤清解。

阴证发黄的治法:太阴寒湿发黄的,可用茵陈四逆汤温寒祛湿;如果大便稀溏,小便秘涩而色黄的,可用茵陈五苓散通便利湿。

发黄的死证；如果阴黄证，口唇周围色显黧黑，周身冷汗不温的，属于脾阳败坏，为不治的死证；如果阳黄证，兼见身体枯燥，黄色如同烟熏的，属于阳气孤绝，亦为不治的死证。

太阳阳邪停饮

《伤寒心法要诀》原文

太阳阳邪有水逆　　消渴发热汗出烦
小便不利水入吐　　脉浮而数五苓攒

由于太阳中风病，续发停水时，其中有水逆和消渴两种症状：如果是病人渴欲饮水，饮后马上就呕吐的，就叫作"水逆"；如果是病人渴欲饮水，并且喝的还很多，但小便泄泻相反比平时为少的，就叫作"消渴"。

以上说的水逆和消渴，还必然出现发热、汗出、心烦、小便不利、脉搏浮数等症状。

通过辨证可以看出，渴欲饮水，水入即吐，或渴饮不止，同时小便不利的，都属于下焦膀胱停水，津液不能运化，水气上逆的反映；发热，汗出，心烦，脉见浮数，属于太阳之表还有风邪存在。像这种太阳阳邪停水，表里皆病的证候，均可以用五苓散进行治疗。但是服药后，必然多饮热水，以行药力，微发其汗，达到外解太阳表邪，内利膀胱水饮目的。如果病人口渴而喜冷饮的，是由于水停而热势较盛，可于五苓散内，加入寒水石、石膏、滑石（名五苓甘露饮）清热以利水邪。

太阳阴邪停饮

《伤寒心法要诀》原文

太阳阴邪[1]有水气　　伤寒无汗热烘烘
主证干呕咳微喘　　外发内散小青龙
小便不利少腹满　　下利除麻共入苓
噎[2]麻易附喘加杏　　渴加花粉减半平

[注解]
①太阳阴邪：指太阳伤寒病变。
②噎：此处指咽喉（包括食管在内）的气机噎塞。

太阳阴邪的停饮，指的是太阳伤寒，表邪不解，心下停留水气的病变。其症状既有发热、皮肤干燥无汗的表实证,也有干呕、咳逆、微喘的停饮里证。治疗可用外发表寒、内散寒饮的小青龙汤。

如果在上述的症状上,兼见下焦停水的小便不利,小腹发满,或者是水走大肠发生下利,可在小青龙汤方内减去麻黄,以避免药力走表,而加入茯苓,专渗下焦的水邪;如果兼见寒邪凝滞气机不畅而咽喉噎塞的,亦须减去麻黄,以免过于发散,并加入附子以散寒邪;如果出现肺气上逆其人气喘的,可在本方内加入杏仁利肺降逆以止喘;如果其人口渴属于津液不足的,可用本方减去辛燥的半夏,加入天花粉以生津止渴。

少阴阳邪停饮

《伤寒心法要诀》原文

少阴阳邪有停饮　　六七日反不得眠
下利而渴咳而呕　　小便不利猪苓煎

少阴阳邪有停饮,指的是少阴热邪兼有停饮的病变。

少阴病,本以但欲寐为主症,今病六七日,热饮相搏反而出现心烦不得眠、下利、口渴、咳嗽、呕逆、小便不利等症状。这是因为热邪上扰于心,则心烦不宁,不能睡眠;饮热上攻于肺则咳,中攻于胃则呕,下攻于肠则下利;热耗津液,故又见口渴;饮热相搏不能排出,是以小便不利。可用猪苓汤利水滋燥、育阴清热,则以上饮热之证,皆可治愈。

少阴阴邪停饮

《伤寒心法要诀》原文

少阴阴邪有水气　　腹痛四肢重沉疼
小便不利自下利　　或咳或呕真武平
咳加干姜辛味共　　小便若利去茯苓
呕去附子生姜倍　　利去芍药入干宁

少阴阴邪有水气,指的是少阴阳虚寒盛,挟有水气的病变。此病由于寒盛于里,多见腹痛、下利;水寒之气外攻,则手足沉重而疼痛;水寒停于上焦胸肺,则咳嗽、气喘不得卧,停于中焦胃府则呕吐或作下利,停于下焦膀胱则小便不利、少腹发满。种种症状,不外阴寒水邪泛滥所致。治疗可用真武汤温寒治水。

至于真武汤的加减法,如果是水寒伤肺而咳喘的,则加细辛、干姜以散水寒,加五味子以收敛肺气；如果其人小便通利的，则水未停留，故减去茯苓；如果是水寒停胃而呕逆的，则其病非关下焦，故不须温肾的附子，而重用温胃散水的生姜；如果是脾胃虚而见下利的，则减去酸苦寒的芍药，加入干姜以温中寒。

衄 血

《伤寒心法要诀》原文

> 阳明衄血热在里　太阳衄血热瘀经
> 太阳头痛目暝兆　阳明漱水不咽征
> 衄后身凉知作解　不解升麻犀角清
> 未衄表实麻黄汗　里热犀角芩连同

　　伤寒衄血一证，有阳明、太阳两经的区分；阳明衄血，为里热过盛，迫血妄行，其热在里；太阳衄血，因表邪不解，热瘀经中，迫血上溢，其热在经。

　　太阳衄血，在未衄之前，往往出现头痛、头目眩暝、视物不清的证候；阳明衄血，在未衄之前，往往出现口干、漱水不欲咽的征兆。

　　一般衄血之后，如果身凉热退、脉静身和，则为热随血去，病已解除；如果衄后身热仍然不解，这是热邪还未尽除，营分还有热邪的缘故。

　　衄血的治法：表热无汗的，可用升麻葛根汤合犀角地黄汤，透邪以清血分之热；如果症见太阳表实无汗、头痛、目暝、欲作衄还未成衄的，可用麻黄汤发汗，以分消营中热邪；如果阳明里热漱水不欲咽而作衄的，可用犀角地黄汤加黄芩、黄连清热凉血；如果表实又兼里热的，就应该把以上两方合在一起服之，起到表里两解的作用。

吐 血

《伤寒心法要诀》原文

> 伤寒吐血多因逆　下厥上竭①少阴经
> 三阳热盛宜清解　血瘀胸满痛当攻
> 暴吐腐臭内溃②死　过多血脱面无红
> 犀角桃仁易拣用　救脱③圣愈及养荣

[注解]
①下厥上竭：指少阴病阳气厥于下、阴血竭于上的重证。
②内溃：指内脏发生痈疡，气血溃烂。

③救脱:这里指用药救治因吐血过多而气血脱失的重证。

伤寒续发吐血的症状,其原因多为失汗、失下,或用火攻,致使邪热炽盛,沸腾血脉,迫血妄行的结果。

如果是病人血从口、鼻、耳、目而出,并且还见小便困难,此病叫作"下厥上竭",这是由于强迫发散少阴阳皆虚之汗的缘故,属于难治的坏证;如果是三阳经热盛的吐血,不外乎表热盛或里热盛的两个原因,可用升麻葛根汤合犀角地黄汤,清解表里热邪,里热甚的亦可加入黄连、黄芩;如果吐血由于瘀血内停,症见胸满,或者胸痛的,可用桃仁承气汤合犀角地黄汤,行瘀清热;如果吐血由于内痈腐溃的,其症则见暴吐腐臭血液,或带脓液,气味恶臭难闻,此病叫作"内溃",预后多不良,病死率较高;如果吐血过多,面唇淡白不华,叫作"血脱",这种病,轻的用圣愈汤,重的用人参养荣汤治疗。

大小便脓血

《伤寒心法要诀》原文

热在膀胱小便血　　八正导赤利之佳

热瘀里急下脓血　　黄连白头与桃花

热邪侵袭膀胱的时候,多见小便尿血的症状,这是由于太阳在经的热邪,下注膀胱,伤其荣分造成的。其中又有两种不同的结果:如果是热少而血多,热邪留于血中,热与血结,则发生少腹急结,其人如狂的蓄血证;如果是热多而血少的,则热迫血行,不能留结成瘀,走注下窍,因而尿血。

尿血的治疗:轻者用导赤散,重者用八正散,通利膀胱,清解荣血之热。

热邪瘀滞于大肠,往往出现里急后重、下利脓血的症状,这是由于三阴经的热邪,转迫阳明,伤其荣分造成的。其中有两种不同的结果:一种是热与血瘀,发生喜忘,或其人如狂,大便虽硬而排泻反易、颜色黑黏如胶似漆的阳明蓄血证;另一种是荣中热邪不与血结,伤损肠中血络,发生大便下血的症状,如果是热邪腐败阴血、秽浊邪气壅塞肠中,则出现里急后重,下利脓血的症状。

下利脓血的治疗:证轻的可用黄连阿胶汤,清热以育阴;证重的可用白头翁汤,清热以解毒;如果下利脓血不止,下元不固而气血滑脱的,可用桃花汤温养肠胃以固涩下焦的失禁。

热入血室

《伤寒心法要诀》原文

妇人伤寒同一治　胎产经来热入室
昼日明了夜谵妄　小柴生地牡丹皮
无汗加麻有汗桂　汗后不解再加枝
寒热如虐加麻桂　中寒姜附不须疑
渴热白虎花粉葛　瘀血桃仁承气俱
产后胎前虽多证　不外阴阳表里医

热入血室，是一种病名。由于妇人感冒风寒，恰巧在这个时候，月经适来或者适断，此时血室空虚，邪热乘虚侵入而发病。关于"血室"的位置，说法很多，《伤寒明理论》指冲脉（血海）为血室，其说近似。

妇人患了伤寒病，在治法上与男子基本上是一样的。所不同的，唯在产后，或月经来潮，邪热乘虚侵入血室，则另有治法，与男子不同。

热入血室的症状：病人白天精神清楚和常人一样，但是到了夜晚，则精神发生变化，时时说胡话，好像看见鬼神一样。这种病可用小柴胡汤加生地黄、牡丹皮治疗；如果兼见无汗表实证的，本方加入麻黄以发汗；如果兼见自汗表虚证的，本方加入桂枝以解肌；如果有发热、恶寒的表不解，但是已经发过汗了，在现阶段虽然是无汗的，亦不可加入麻黄，唯有加入桂枝解肌方为得体；如果发热恶寒形似疟疾状的，本方加麻黄、桂枝两解荣卫风寒；如果四肢厥冷而下利的，这是阳虚里寒的现象，本方可减去黄芩，加入干姜、附子，而不必有所怀疑；如果兼见发热、心烦、口渴的，属于里热太盛，本方可去半夏，合白虎汤，或加天花粉、葛根，以清热生津止渴；如果少腹硬满或者疼痛的，则为瘀血凝结，本方可与桃仁承气汤相合，以攻逐瘀滞。

总之，妇人胎前、产后病情复杂，不能一一尽述，但总不外乎阴阳、表里、寒热、虚实，可辨其病情所属，而酌情施治。

食复劳复

《伤寒心法要诀》原文

新愈脏腑皆不足　营卫肠胃未通和
多食过劳复生热　枳实栀子大黄差
浮汗沉下小柴解　燥呕竹叶石膏合

气虚补中益气主　阴亏六味倍参多

大病新愈,此时脏腑气血,未能恢复,皆呈不足之象,外则营卫未通,内则肠胃未和,在这种情况下,必须善于调养身体,节饮食,避风寒,谨慎起居,才能逐日恢复健康。

如果病后因饮食过多,胃弱难以消化,因而烦热复生,名为"食复";如果因身体过劳,复生烦热的,名为"劳复"。

劳复,可用枳实栀子豉汤解热;食复,可用枳实栀子豉加大黄汤,泄下实热。如果脉浮有表证的,也可用枳实栀子豉汤,照上法取微汗解表;脉沉有里证的,可用枳实栀子豉加大黄汤,泄下和胃;如果邪不在表,亦不在里,属半表半里证的,可用小柴胡汤和解;如果口燥烦渴、喜呕的,可用竹叶石膏汤,清热生津;如果因内伤气虚"劳复"的,可用补中益气汤,甘温除热;如果因房事而阴虚生热的,可用六味地黄汤,滋阴退热,若兼见少气的,再加人参以扶元气。

房劳复　阴阳易

《伤寒心法要诀》原文

房劳复与阴阳易　二病情异证则同
病后犯色复自病　病传不病易之名
男女俱主烧裈散　少腹急痛引阴中
身重少气头目眩晕　拘挛热气上冲胸

房劳复和阴阳易这两种病,在病情方面是不相同的,但在症状方面,则没有什么区别,而有其共同之点。

房劳复是由于男女在大病初愈之后,发生性交,因而复病,所以叫作"房劳复";阴阳易亦是男女在大病初愈之后发生性交,但病男传于不病之女,或病女传于不病之男,交相传易,所以叫作"阴阳易"。

房劳复和阴阳易在病情上虽然都是病后因房事发病,但房劳复为病人自病,并不传于对方,阴阳易则是传于对方。由于成因有所不同,所以说"二病情异"。

在症状上,这两种病,都可见到少腹拘急疼痛,甚则掣引前阴,身体沉重,气不够用,周身没劲,头目眩晕,四肢拘挛,热气上冲心胸等症。

治疗方法:俱用烧裈散,男病用女,女病用男,近阴处裤裆用火烧灰,白汤或酒送服,每天服三次。使小便畅利,毒热从下排出,病就痊愈。

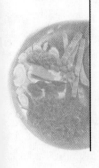

第七讲　伤寒汇方

桂枝汤　小建中汤　当归建中汤　黄芪建中汤
桂枝加葛根汤　桂枝新加汤　当归四逆汤
当归四逆加吴茱萸生姜汤　桂枝加附子汤
芍药甘草汤　桂枝甘草汤

《伤寒心法要诀》原文

桂枝芍药草姜枣　　加饴归芪日建中
加葛根汤加干葛　　新加倍芍加参称
当归四逆归通细　　更加吴萸姜用生
加附子汤加附子　　去桂去芍两名兴

附　方

桂枝汤(《伤寒论》)　桂枝(去皮)三两,芍药三两,甘草(炙)二两,生姜(切)三两,大枣(擘①)十二枚。上五味,咬咀②三味。以水七升,微火煮取三升,去滓③,适寒温④,服一升,服已须臾⑤,啜⑥热稀粥一升余,以助药力,温复⑦令一时⑧许,遍身漐漐⑨,微似有汗⑩者益佳,不可令如水流漓,病必不除,若一服汗出病差,停后服,不必尽剂;若不汗,更服依前法;又不汗,后服小促其间⑪,半日许令三服尽;若病重者,一日一夜服。周时⑫观之,服一剂后,病证犹在者,更作服,若汗出不出,乃服至二三剂。禁生冷、黏滑、肉面、五辛⑬、酒酪⑭、臭恶等物。

[注解]
①擘:撕破叫作"擘"。
②咬咀:此处是将药碎成粗块的意思。
③滓:药的渣滓。
④适寒温:冷热合适,指药汤不太凉,也不太热。
⑤须臾:短暂的时间。

⑥啜(chuò)：喝流质食物叫"啜"。

⑦温复：盖得温暖。

⑧一时：古时一个时辰，相当现在的两个小时。

⑨漐漐(zhé zhé)：形容小汗出的湿润样子。

⑩微似有汗：汗出的不急不大，并且很透彻的意思。

⑪后服小促其间：服桂枝汤第三服时，小小的提前，中间距离要急促一些，使其药力衔接迅速发挥作用。

⑫周时：十二个时辰轮流一周，叫作"周时"。例如现在上午八点钟到第二天的上午八点钟。

⑬五辛：《本草纲目》以小蒜、大蒜、韭、芸薹、胡荽为五辛。五辛的解释，各家不同，但均系指诸刺激性蔬菜而言。

⑭酪：此处指动物乳类和所制成的食物。

　　小建中汤（《伤寒论》）　桂枝（去皮）三两，甘草（炙）二两，芍药六两，生姜（切）三两，大枣（擘）十二枚，胶饴一升。上六味，以水七升，煮取三升，去滓内饴，更上微火消解①，温服一升，日三服。呕家②不可用建中汤，以甜故也。

[注解]

①消解：将胶饴溶化消解成为液体。

②呕家：经常呕吐的病人。

　　当归建中汤（《千金翼方》）　当归四两，桂心三两，甘草（炙）二两，芍药六两，生姜三两，大枣（擘）十二枚。上六味，哎咀，以水一斗，煮取三升，分为三服，一日令尽。

　　黄芪建中汤（《金匮要略》）　桂枝（去皮）三两，甘草（炙）二两，芍药六两，生姜（切）三两，大枣（擘）十二枚，饴糖一升，黄芪一两半。煎服法同小建中汤。

　　桂枝加葛根汤（《伤寒论》）　葛根四两，麻黄（去节）三两，芍药二两，生姜（切）三两，大枣（擘）十二枚，桂枝（去皮）二两。上七味，以水一斗，先煮麻黄、葛根，减二升，去上沫①，内诸药煮取三升，去滓，温服一升，复取微似汗，不须啜粥，余如桂枝法将息②及禁忌。

[注解]

①去上沫：麻黄煎煮时，有白沫浮于水上，应去掉。

②将息：将养休息，亦有解为像服桂枝汤那样或进（更服）或止（停后服）。

　　桂枝新加汤（《伤寒论》）　桂枝（去皮）三两，芍药四两，甘草（炙）二两，人参三两，大枣（擘）十二枚，生姜四两。

　　上六味，以水一斗二升，煮取三升，去滓，温服一升。本方云桂枝汤，今加芍药、生姜、人参。

　　当归四逆汤（《伤寒论》）　当归三两，桂枝（去皮）三两，芍药三两，细辛三两，甘草（炙）二两，通草二两，大枣（擘）二十五枚。上七味，以水八升，煮取三升，去滓，温服一升，日三服。

　　当归四逆加吴茱萸生姜汤（《伤寒论》）　当归三两，芍药二两，甘草（炙）二两，通草二两,桂枝(去皮)三两,细辛三两,生姜(切)半斤,吴茱萸二升,大枣(擘)二十五枚。上九味以水六升,清酒①六升和,煮取五升,去滓温分五服。

[注解]

①清酒:古时酿出的酒有清、浊之分,清酒是好酒。

桂枝加附子汤(《伤寒论》)　桂枝(去皮)三两,芍药三两,甘草(炙)三两,生姜(切)三两,大枣(擘)十二枚,附子一枚(炮①去皮,破八片)。上六味,以水七升,煮取三升,去滓,温服一升。本云桂枝汤,今加附子。将息如前法。

[注解]

①炮:将药物放于高热的铁锅内,急炒片刻,使药物四面焦黑黄炸裂为度;可减去药的毒性。

芍药甘草汤(《伤寒论》)　芍药四两,甘草(炙)四两。上二味,以水三升,煮取一升五合,去滓,分温再服。

桂枝甘草汤(《伤寒论》)　桂枝(去皮)四两,甘草(炙)二两。上二味,以水三升,煮取一升,去滓,顿服①。

[注解]

①顿服:把药一次服下。

桂枝汤是由桂枝、芍药、甘草、生姜、大枣五味药组成的,是治太阳中风病的主方。本方加倍用芍药,另加饴糖,名为小建中汤,可治虚劳腹痛、心烦、心悸等证。

小建中汤加当归,名当归建中汤,治前症而兼血虚;加黄芪,名黄芪建中汤,治前症兼表虚身疼痛。

桂枝汤加葛根,名为桂枝加葛根汤,治太阳中风有汗兼见项背强硬不舒症状;若发汗后荣卫俱伤身疼痛的,须加入人参并追加芍药、生姜的剂量,即名桂枝新加汤。

当归四逆汤,即桂枝汤去生姜,加当归、通草、细辛,主治血虚,感受风寒之证;如果其人内有久寒,可加吴茱萸、生姜、名当归四逆加吴茱萸生姜汤。

若过汗阳虚的,须加附子,名桂枝加附子汤。

桂枝汤减去桂枝,名为芍药甘草汤,能治气血不和的腹痛,和荣阴不足的下肢拘急证。

桂枝汤减去芍药名为桂枝甘草汤,能治发汗过多,心悸欲得按的心液不足病。

桂枝去芍药加茯苓白术汤　苓桂术甘汤
茯苓甘草汤　茯苓桂枝甘草大枣汤

附　方

桂枝去芍药加茯苓白术汤(《伤寒论》)　桂枝(去皮)三两,甘草(炙)二两,生姜

（切），白术、茯苓各三两，大枣（擘）十二枚。上六味，以水八升，煮取三升，去滓，温服一升，小便利则愈。本云桂枝汤，今去芍药加茯苓、白术。

　　苓桂术甘汤（《伤寒论》）　茯苓四两，桂枝（去皮）三两，白术、甘草（炙）各二两。上四味，以水六升，煮取三升，去滓，分温三服。

　　茯苓甘草汤（《伤寒论》）　茯苓二两，桂枝（去皮）三两，甘草（炙）一两，生姜（切）三两。

　　上四味，以水四升，煮取二升，去滓，分温三服。

　　茯苓桂枝甘草大枣汤（《伤寒论》）　茯苓半斤，桂枝（去皮）四两，甘草（炙）二两，大枣（擘）十五枚。上四味，以甘烂水[①]一斗，先煮茯苓，减二升，内诸药，煮取三升，去滓，温服一升，日三服。

　　［注解］

　　①甘烂水：是以水放在盆内，用水瓢把它扬起来，倒下去，如此循环往复，看到水上有许多珠子在上面跑去跑来的，就叫作"甘烂水。"

　　伤寒发汗或泻下后表邪不解，内有水饮的用桂枝去芍药加茯苓白术汤。此方即桂枝汤去芍药加茯苓、白术。若脾虚不能制水，水气上冲而见头目眩晕、心悸等症的，前方减去大枣、生姜，名为茯苓桂枝白术甘草汤。若水渍胃中见有心下动悸的用茯苓甘草汤，即茯苓、甘草、桂枝、生姜。若水饮停在下焦，症见脐下跳动，欲作奔豚病时，治用苓桂甘枣汤，即前方去生姜加大枣。

　　按：桂枝去芍药加茯苓白术汤，《伤寒论》作桂枝去桂加茯苓白术汤。

葛根汤　桂枝麻黄各半汤
桂枝二麻黄一汤　桂枝二越婢一汤

《伤寒心法要诀》原文

葛根桂枝加麻葛　合麻桂枝各半汤
桂二麻一麻减半　桂二越一桂倍方

附　方

　　葛根汤（《伤寒论》）　葛根四两，麻黄（去节）三两，桂枝（去皮）二两，生姜（切）三两，甘草（炙）二两，芍药二两，大枣（擘）十二枚。上七味，以水一斗，先煮麻黄、葛根，减二升，去白沫，内诸药，煮取三升，去滓，温服一升，复取微似汗。余如桂枝法将息及禁忌，诸汤皆仿此。

　　桂枝麻黄各半汤（《伤寒论》）　桂枝（去皮）一两十六铢，芍药、生姜（切）、甘草（炙）、麻黄（去节）各一两，大枣（擘）四枚，杏仁（汤浸去皮尖及两仁[①]者）二十四枚。

上七味，以水五升，先煮麻黄一二沸，去上沫，内诸药，煮取一升八合，去滓，温服六合。本云桂枝汤三合，麻黄汤三合，并为六合，顿服。将息如前法。

[注解]

①两仁：古人认为杏仁成双仁的有毒禁用。

桂枝二麻黄一汤（《伤寒论》） 桂枝（去皮）一两十七铢，芍药一两六铢，麻黄（去节）十六铢，生姜（切）一两六铢，杏仁（去皮尖）十六个，甘草（炙）一两二铢，大枣（擘）五枚。上七味，以水五升，先煮麻黄一二沸，去上沫，内诸药煮取二升，去滓，温服一升，日再服。本云桂枝汤二分，麻黄汤一分，合为二升，分再服。今合为一方，将息如前法。

桂枝二越婢一汤（《伤寒论》） 桂枝（去皮）、芍药、麻黄、甘草（炙）各十八铢，大枣（擘）四枚，生姜（切）一两二铢，石膏（碎、绵裹①）二十四铢。上七味，以水五升，煮麻黄一二沸，去上沸，去上沫，内诸药，煮取二升去滓，温服一升。本云当裁为越婢汤、桂枝汤合之饮一升。今合为一方，桂枝汤二分，越婢汤一方。

[注解]

①绵裹：用丝绵的织品，将石膏包裹，免得误吞腹中，并且使药汁容易滤出。

太阳与阳明合病，用葛根汤，即桂枝汤加麻黄、葛根。

桂枝麻黄各半汤，即桂枝汤、麻黄汤二方的合剂，治表证未解，发热恶寒，面色发红，身上发痒的症状。

桂枝二麻黄一汤，即桂枝汤合减半的麻黄汤组成的，治汗出后表仍不解，恶寒发热，一日发作两次，形如疟疾。

桂枝二越婢一汤，即取越婢汤的二分，桂枝汤的二分。（桂枝汤比越婢汤增加一倍），治表不解的发热较多而恶寒较少，脉不浮紧。

桂麻各半汤、桂二麻一汤、桂二越一汤三方是发小汗之法是针对表邪不甚而设的。

麻黄汤 大青龙汤 越婢汤
越婢加附子汤 越婢加半夏汤

《伤寒心法要诀》原文

麻黄麻桂甘草杏　加膏姜枣大青龙
越婢大青减桂杏　加附加半风水①清

[注解]

①风水：病名。是由风邪引起的水肿病，其症为：脉浮，骨节疼痛，发热，恶寒，身肿，不渴等。

附 方

麻黄汤(《伤寒论》) 麻黄(去节)三两,桂枝(去皮)二两,甘草(炙)一两,杏仁(去皮、尖)七十个。上四味,以水九升,先煮麻黄,减二升,去上沫,内诸药,煮取二升半,去滓,温服八合,复取微似汗,不须啜粥。余如桂枝法将息。

大青龙汤(《伤寒论》) 麻黄(去节)六两,桂枝(去皮)二两,甘草(炙)二两,杏仁(去皮尖)四十枚,生姜(切)三两,大枣(擘)十枚,石膏(碎)如鸡子大。上七味,以水九升,先煮麻黄,减二升,去上沫,内诸药煮取三升,去滓,温服一升,取微似汗,汗出多者,温粉①粉之,一服汗者,停后服,若复服,汗多亡阳,遂虚,恶风烦躁,不得眠也。

[注解]

①温粉:炒白米研粉温扑其身,防止汗出太多。

越婢汤(《金匮要略》) 麻黄六两,石膏半斤,生姜三两,甘草二两,大枣十五枚。上五味,以水六升,先煮麻黄,去上沫,内诸药,煮取三升分温三服。

越婢加附子汤(《金匮要略》) 即越婢汤加炮附子一枚。煎服法同越婢汤。

越婢加半夏汤(《金匮要略》) 即越婢汤加半夏半斤。煎服法同越婢汤。

伤寒表实无汗的用麻黄汤。其方是由麻黄、桂枝、甘草、杏仁所组成。

若感受风寒,表实兼里热,症见不汗出而烦躁的,就要用大青龙汤。大青龙汤是在麻黄汤的基础上加石膏、生姜、大枣。

大青龙汤减去桂枝、杏仁,名越婢汤,可治以发散体表的水邪,风水病的肌肉发热。若风水病阳虚恶寒时,越婢汤内加附子以助阳气;若兼有喘息、咳嗽时,则加半夏以驱饮降逆。

以上这些加减的方法,我们应该分析清楚。

麻黄加术汤 三拗汤 麻杏石甘汤

《伤寒心法要诀》原文

麻黄加术风湿痛 三拗去桂喘寒风
加膏麻杏石甘剂 外寒内热喘收功

附 方

麻黄加术汤(《金匮要略》) 即麻黄汤加白术四两。煎服法同麻黄汤。

三拗汤(《局方》) 即麻黄汤去桂枝,麻黄不去节,杏仁不去皮尖。为粗末,每服五钱,水一盏,去渣,通口服①,以衣被覆睡,取微汗。

[注解]

①通口服：是大口喝的意思。

麻杏石甘汤（《伤寒论》）　麻黄（去节）四两，杏仁（去皮尖）五十个，甘草（炙）二两，石膏（碎绵裹）半斤。上四味，以水七升，煮麻黄，减二升，去上沫，内诸药，煮取二升，去滓，温服一升。

风温侵袭人体肌表，而见身体烦痛之证，可用麻黄加术汤，即麻黄汤加白术，以发散风湿之邪。

麻黄汤去桂枝，名三拗汤，治疗风寒犯肺表实而喘。

三拗汤加生石膏名麻杏石甘汤，治内热外寒，无汗的喘证。

按：麻杏石甘汤，据《伤寒论》，此方治太阳病汗下后汗出而喘、身无大热，同《金鉴》治内热外寒无汗的喘证在提法上不同，但在临床实践，这两种说法可以并存。

麻黄附子细辛汤　麻黄附子甘草汤

《伤寒心法要诀》原文

麻黄附子细辛汤　减辛加草甘草方
两感太阳少阴证　能发表水里寒凉

附　方

麻黄附子细辛汤（《伤寒论》）　麻黄（去节）二两，细辛二两，附子一枚（去皮破八片）。上三味，以水一斗，先煮麻黄，减去二升，去上沫，内诸药，煮取三升，去滓，温服一升，日三服。

麻黄附子甘草汤（《伤寒论》）　麻黄（去节）二两，甘草（炙）二两，附子一枚（炮去皮破八片）。上三味，以水七升，先煮麻黄一两沸，去上沫，内诸药，煮取三升，去滓，温服一升，日三服。

麻黄附子细辛汤，是麻黄、附子、细辛三味药所组成；去细辛加甘草，即名麻黄附子甘草汤。

这两个方子，均治太阳、少阴两感证。但前方治两感有里证，后方治两感无里证，总之为治太阳、少阴两感而设的。此外还能外散太阳肌表的水气，内温少阴在里的寒水，而起到温散水肿的作用。

小青龙汤　附子汤　真武汤

《伤寒心法要诀》原文

桂芍干姜辛半味　麻黄甘草小青龙
附子术附参苓药　真武无参有姜生

附　方

小青龙汤(《伤寒论》)　麻黄(去节)、芍药、细辛、干姜、甘草(炙)、桂枝(去皮)各三两,五味子半升,半夏(洗)半升。上八味,以水一斗,先煮麻黄减二升,去上沫,内诸药煮取三升,去滓,温服一升。

附子汤(《伤寒论》)　附子二枚(炮去皮破八片),茯苓三两,人参二两,白术四两,芍药三两。上五味,以水八升,煮取三升,去滓,温服一升,日三服。

真武汤(《伤寒论》)　茯苓、芍药、生姜(切)各三两,白术二两,附子一枚(炮、去皮、破八片)。上五味,以水八升,煮取三升,去滓,温服七合,日三服。

由桂枝、芍药、干姜、细辛、半夏、五味子、麻黄、甘草八味药组成的小青龙汤,治疗表邪不解,心下有水饮而引起的咳喘等证,有很好的效果。

附子汤与真武汤,二方的药味及主治证相近似。但附子汤有白术、附子、人参、茯苓、芍药,用于治疗肾阳虚,寒湿不运的重证;真武汤乃附子汤去人参,加生姜,用于治疗肾阳虚,寒湿不运,较附子汤证稍轻,而胃寒上逆较为明显的病证。

干姜附子汤　白通汤　白通加人尿猪胆汁汤
四逆汤　通脉四逆汤　茯苓四逆汤　理中汤
桂枝人参汤　附子理中汤　治中汤

《伤寒心法要诀》原文

姜附加葱白通剂　更加尿胆治格阳[①]
加草四逆葱通脉　加参茯苓四逆方
理中参术干姜草　加桂桂枝人参汤
加附名曰附子理　加入青陈治中汤

[注解]

①格阳:阴寒极盛,把阳气格拒在外,而出现里有真寒、外有假热的症状。

附　方

干姜附子汤(《伤寒论》)　干姜一两,附子一枚(生用,去皮破八片)。上二味,以水三升,煮取一升,去滓,顿服。

白通汤(《伤寒论》)　葱白四茎,干姜一两,附子一枚(生用,去皮破八片)。上三味,以水三升,煮取一升,去滓,分温再服。

白通加人尿猪胆汁汤(《伤寒论》)　即白通汤加人尿五合、猪胆汁一合。上五味,以水三升,煮取一升,去滓,内胆汁、人尿,和合相得①,分温再服。若无胆,亦可用。

[注解]

①和合相得:两种以上的东西,和在一起,使它们调和得很适当。

四逆汤(《伤寒论》)　甘草(炙)二两,干姜两半,附子一枚(生用去皮破八片)。上三味,以水三升,煮取一升二合,去滓,分温再服,强人可大附子一枚,干姜三两。

通脉四逆汤(《伤寒论》)　甘草(炙)二两,附子大者一枚(生用去皮破八片),干姜三两(强人可四两)。上三味,以水三升,煮取一升二合,去滓,分温再服,其脉即出者愈。

茯苓四逆汤(《伤寒论》)　茯苓四两,人参一两,附子一枚(生用去皮破八片),甘草(炙)二两,干姜一两半。上五味,以水五升,煮取三升,去滓,温服七合,日二服。

理中汤(《伤寒论》)　人参、干姜、甘草(炙)、白术各三两。上四味,以水八升,煮取三升,去滓,温服一升,日三服。

桂枝人参汤(《伤寒论》)　桂枝(别刃)四两,甘草(炙)四两,白术三两,人参三两,干姜三两。上五味,以水九升,先煮四味,取五升,内桂,更煮取三升,去滓,温服,日再①,夜一服。

[注解]

①日再:白天服二次。

附子理中汤(《三因方》)　即理中汤加附子(炮)一枚。煎服法同理中汤。

治中汤(《证治准绳》)　即理中汤加橘红、青皮各一两五钱。煎服法同理中汤。

由干姜、附子所组成的干姜附子汤,是回阳的重剂,本方加葱白,即名白通汤,用于抑阴寒通阳气。

白通汤加人尿、猪胆汁,名白通人尿猪胆汁汤,可治阴盛格阳之证。

若干姜附子汤加上甘草,就是回阳救逆的四逆汤。

若四逆汤证,更见脉微欲绝,甚而脉已不见时,需急加葱白,回阳通脉,这就是通脉四逆汤。

四逆汤加人参、茯苓,名茯苓四逆汤,其功用是温中利水,以治烦躁。

理中汤是人参、干姜、白术、甘草四药组成,能治中焦寒湿,温补脾胃之虚。若兼有表证时,本方加桂枝,名为桂枝人参汤;兼阳虚寒盛的,本方加附子,即附子理中汤;如果脾胃虚寒而兼有气滞不舒的,加青皮、陈皮,名治中汤,有温中理气作用。

五苓散　春泽汤　五苓甘露饮
苍附五苓散　茵陈五苓散　胃苓汤

《伤寒心法要诀》原文

五苓停水①尿不利　内蓄膀胱②外太阳
二苓泽术桂分用③　虚渴加参春泽汤
甘露寒水膏滑入　苍附内寒附子苍
茵陈发黄小便涩④　食泻合胃胃苓方

[注解]

①停水:由于脾肾阳虚,气化不利,而不能运化水液敷布周身,停滞在身体的某一部分所引起的病变。

②内蓄膀胱:停水而见小便不利,小腹满为内蓄膀胱太阳府证。

③桂分用:用太阳表证时用桂枝,用膀胱停水里证时则用肉桂。

④小便涩:小便不通畅。

附　方

五苓散(《伤寒论》)　茯苓十八铢,泽泻一两六铢,猪苓十八铢,白术十八铢,桂枝(或肉桂)半两。捣为散,以白饮①和服方寸匕②,日三服,多饮暖水,汗出愈。如法将息。

[注解]

①白饮:白米煮的汤。

②方寸匕:匕是古时的食具之一种,状如现在的羹匙。匕作成一寸见方的,名为方寸匕。

春泽汤(《证治准绳》)　即五苓散加人参。清水煎服。

五苓甘露饮(刘河间)　滑石四两,石膏、寒水石、甘草各二两,白术、茯苓、泽泻各一两,猪苓、肉桂各五钱。共研细末,每服五钱。

按:五苓甘露饮原著为桂苓甘露饮,故应按原著之方名。

苍附五苓散(《医宗金鉴》)　即五苓散加苍术、附子。

茵陈五苓散(《伤寒论》)　茵陈蒿末十分,五苓散五分(见39方),上二味和,先食饮方寸匕,日三服。

胃苓汤(《证治准绳》)　苍术、厚朴(紫油者、姜汁炒)、陈皮、白术、茯苓各一钱五分。锉细,清水一盏,加生姜三片,大枣三枚,煎至七分去滓,空腹时温服,或研为末,每服二钱,姜水、灯心、陈皮煎汤调下,更用六君子汤调补脾胃。

五苓散治太阳膀胱停水,见有小便不利,少腹满之证。本方的药物有茯苓、猪苓、泽泻、白术、桂枝(肉桂)。桂枝和肉桂是根据不同的病情而选用的,膀胱蓄水并兼有头痛发热汗出表证时,就用桂枝温通阳气发汗以利水,可解太阳未尽之表邪;若无表证,则用肉桂助气化以行水津。

若里气虚停水,胃中津液不升时,用春泽汤即五苓散加人参;停水兼有内热的用五苓甘露饮,即五苓散加寒水石、滑石、生石膏,以清热利水;停水兼有内寒的,用五苓散加附子、苍术,即苍附五苓散,温散寒水;若小便不利,湿热熏蒸而发生黄疸的,用茵陈五苓散,即五苓散加茵陈,去湿除黄。若停水伤食而致腹泻的,用胃苓汤,即五苓散合平胃散,以消食、利尿、去湿,则大便自调。

栀子豉汤　栀子甘草豉汤　栀子生姜豉汤
枳实栀子豉汤　枳实栀子豉加大黄汤
栀子干姜汤　栀子厚朴汤

《伤寒心法要诀》原文

栀豉加草加生姜　　枳实栀豉加大黄
夫豉栀子干姜入　　枳朴栀子厚朴汤

附　方

栀子豉汤(《伤寒论》)　栀子(擘)十四个,香豉(绵裹)四合。上二味,以水四升,先煮栀子,得二升半,内豉,煮取一升半去滓,分为二服,得吐者止后服。

栀子甘草豉汤(《伤寒论》)　即栀子豉汤加甘草(炙)二两。煎服法同栀子豉汤。

栀子生姜豉汤(《伤寒论》)　即栀子豉汤加生姜五两。煎服法同栀子豉汤。

枳实栀子豉汤(《伤寒论》)(附枳实栀子豉加大黄汤)　枳实(炙)三枚,栀子(擘)十四个,豉(绵裹)一升。上三味,以清浆水①七升,空煮取四升,内枳实、栀子,煮取三升,下豉,更煮五六沸,去滓,温分再服,复令微似汗。若有宿食者,内大黄如博棋子五六枚(即枳栀豉加大黄汤),服之愈。

[注解]
①清浆水:米煮熟浸在冷水中,五六天后,米已发酵,水上浮一层白花,带有酸味时,叫作"清浆水"。这种浆水,性凉而润,能调中宣气,开胃消食,解烦止渴。

栀子干姜汤(《伤寒论》) 栀子(擘)十四个,干姜二两。上二味,以水三升半,煮取一升半,去滓,分二服,温进一服,得吐者,止后服。

栀子厚朴汤(《伤寒论》) 栀子(擘)十四个,厚朴(炙)四两,枳实(水浸炙令黄①)四枚。上二味,以水三升半,煮取一升半,去滓,分二服,温进一服,得吐者,止后服。

[注解]
①炙令黄:此处可理解为炒成黄色。

栀子豉汤由栀子、淡豆豉组成,主治郁热虚烦不眠等证。本方可根据不同的兼证,进行加减:若气有些不足的加甘草,名栀子甘草豉汤;兼呕逆的,加生姜,名栀子生姜豉汤;大病后因过劳复发,出现烦热证的,加枳实,名枳实栀子豉汤;有宿食不化的还须加大黄以下食滞;若误用下法,伤了脾胃之气,其烦热仍不解的可依本方去豆豉,加干姜,清热兼温脾胃;若心胸烦热而腹中发满的可依本方去豆豉,加枳实、厚朴,名枳实栀子厚朴汤。

麻黄连轺赤小豆汤　栀子柏皮汤　茵陈蒿汤

《伤寒心法要诀》原文

麻黄连翘赤小豆　梓皮杏草枣生姜
栀子柏皮茵陈草　茵陈蒿汤首栀黄

麻黄连轺赤小豆汤(《伤寒论》) 麻黄(去节)二两,连轺①二两,杏仁(去皮尖)四十个,赤小豆一升,大枣(擘)十二枚,生梓②白皮(切)一升,生姜(切)二两,甘草(炙)二两。上八味,以潦水③一斗,先煮麻黄再沸,去上沫,内诸药,煮取三升,去滓,分温三服,半日服尽。

[注解]
①连轺:连轺是连翘的根,今通以连翘代之。
②梓:音资。
③潦水:即雨后的积水。

栀子柏皮汤(《伤寒论》) 肥栀子(擘)十五个,甘草(炙)一两,黄柏二两。上三味,以水四升,煮取一升半,去滓,分温再服。

茵陈蒿汤(《伤寒论》) 茵陈蒿六两,栀子(擘)十四枚,大黄(去皮)二两。上三味,以水一斗二升,先煮茵陈,减六升内二味,煮取二升,去滓,分三服。

湿热熏蒸,能令人发黄,我们称这种病叫"黄疸"。黄疸病,有属表属里几种情况。

麻黄连翘赤小豆汤主治表证无汗而发黄,其方有麻黄、连翘、赤小豆、生梓白皮

（可用茵陈代替）、杏仁、甘草、大枣、生姜；里证腹满的发黄，用茵陈蒿汤，此方有茵陈、栀子、大黄；若表里证不显著，属一般湿热的发黄，用栀子柏皮汤，此方只栀子、黄柏、甘草。

总之以上三方均是治疗湿热发黄，也称为"阳黄"的。若属寒湿性的"阴黄"则不能用。

大黄黄连泻心汤　附子泻心汤　甘草泻心汤
半夏泻心汤　生姜泻心汤　旋覆代赭石汤

《伤寒心法要诀》原文

大黄黄连泻心浸[①]　　附子煮汁[②]大连芩
甘草芩连干半枣　　半夏同上更加参
生姜泻心生姜入　　复赭姜枣半甘参

［注解］

① 泻心浸：指大黄黄连泻心汤不用水煮，只用沸水浸服。

② 附子煮汁：指附子泻心汤，三黄用沸水浸，附子专煮取汁，兑入浸液中。

附　方

大黄黄连泻心汤（《伤寒论》）　大黄二两，黄连一两。上二味，以麻沸汤[①]二升渍[②]之，须臾绞去滓，分温再服。

［注解］

① 麻沸汤：即开水。

② 渍：浸泡叫"渍"。

附子泻心汤（《伤寒论》）　大黄二两，黄连一两，黄芩一两，附子（炮）一枚。上四味，切三味，以麻沸汤二升渍之，须臾绞去滓，内附子滓，分温再服。

甘草泻心汤（《伤寒论》）　甘草（炙）四两，黄芩三两，干姜三两，半夏半升，大枣十二枚，黄连一两。上六味，以水一斗，煮取六升，去滓，再煎服三升，温服一升，日三服。

半夏泻心汤（《伤寒论》）　半夏半升、黄芩、人参、甘草（炙）各三两，黄连一两，大枣（擘）十二枚。上六味，以水一斗，煮取六升，去滓，再煎服三升，温服一升，日三服。

生姜泻心汤（《伤寒论》）　生姜四两，甘草（炙）三两，人参三两，干姜一两，黄芩三两，半夏半升，黄连一两，大枣（擘）十二枚。上八味，以水一斗，煮取六升，去滓，再煎服三升,温服一升,日三服。

旋覆代赭石汤(《伤寒论》)　旋覆花三两,人参二两,生姜五两,代赭石一两,甘草(炙)三两,半夏半升,大枣(擘)十二枚。上七味,以水一斗,煮取六升,去滓,再煎取三升,温服一升,日三服。

心下痞满、关上脉浮的名为热痞,治用大黄黄连泻心汤。即大黄、黄连用沸水浸服。

若心下热痞兼见阳虚汗出恶寒的名寒热痞,则用附子泻心汤,即附子、大黄、黄连、黄芩,煎法以沸水浸三黄,另煮附子取汁兑服。

若心下痞,兼见于呕、心烦、下利、完谷不化,名客气上逆痞,则用甘草泻心汤,即甘草、黄芩、干姜、半夏、大枣、黄连。

若心下痞兼见呕逆的,名呕逆痞,则用半夏泻心汤,即半夏、黄芩、干姜、人参、甘草、黄连、大枣。

若心下痞兼见下利、心烦、干呕、腹中雷鸣、小便不利,名虚热水气痞,则用生姜泻心汤,即生姜、甘草、人参、干姜、黄芩、半夏、黄连、大枣。

旋覆代赭石汤治心下痞硬、噫气不除,呃逆、反胃等证,即旋覆花、代赭石、生姜、大枣、甘草、人参。

十枣汤　白散方　调胃承气汤
大陷胸汤　大陷胸丸　小陷胸汤

《伤寒心法要诀》原文

十枣芫花甘遂戟　白散桔贝巴霜①俱
调胃大黄芒硝草　大陷去草入遂须②
为丸更加杏葶蜜　小陷连半栝蒌实

[注解]

①巴霜:即巴豆霜法。巴豆去皮心炒黑研如脂。近世制法,用草纸包好压去油,即为巴豆霜。

②入遂须:加入甘遂些须,剂量极少的意思。

附　方

十枣汤(《伤寒论》)　大枣十枚,芫花(熬)①、甘遂、大戟各等分。二药分别捣为散,以水一升半,先煮大枣,取八合去滓内药末。强人②服一钱匕,羸人③服半钱,平旦④温服之,不下者明日更服,加半钱,得快下利后,糜粥⑤自养。

[注解]

①熬:即今时的炒药。

②强人:身体强壮的人。

③赢(léi)人:身体瘦弱的人。

④平旦:此处指早晨,没进饮食之前。

⑤糜粥:把糜粥煮成烂熟时,叫作"糜粥",取其容易消化,补养胃气。

白散方(《伤寒论》) 桔梗三分,巴豆(去皮心熬黑,研如脂)一分,贝母三分。上三味为散,内巴豆,更于臼^①中杵^②之,以白饮和服,强人半钱匕,赢者减之。病在膈^③上必吐,在膈下必利,不利进热粥一杯,利过不止进冷粥一杯。

[注解]

①臼:古时的一种捣药用具,多以石头或金属做成。

②杵:捣药。

③膈:即人的横膈,其部位前齐鸠尾,后齐第十一椎,为心肺与胃肠的分界。

调胃承气汤(《伤寒论》) 大黄(酒洗)四两,甘草(蜜炙)二两,芒硝半斤。以水三升煮二物至一升,去滓,内芒硝,更上微火一二沸,温顿服之,以调胃气。

大陷胸汤(《伤寒论》) 大黄六两,芒硝一升,甘遂(为末)一钱匕。以水六升,先煮大黄,取二升去滓,内芒硝,煮一沸,内甘遂末,温服一升,得快利,止后服。

大陷胸丸(《伤寒论》) 大黄半斤,葶苈子(熬)半升,芒硝半升,杏仁半升。上四味捣筛二味,内杏仁、芒硝合研如脂^①,和散,取如弹丸一枚,别捣甘遂末一钱匕,白蜜二合,水二升,煮取一升,温顿服之,一宿^②乃下,如不下更服,取下为效。

[注解]

①如脂:研的极细成为油脂的样子。

②一宿:经过一宿的时间。

小陷胸汤(《伤寒论》) 黄连一两,半夏半升,栝蒌实(大者)一枚。上三味,以水六升,先煮瓜蒌,取三升,去滓,内诸药煮取二升,去滓,分温三服。

十枣汤为攻水峻剂,由大戟、芫花、甘遂各等分,更加大枣十枚所组成。本方将三药捣为散,以大枣煎汤和服。

白散是治疗寒实结胸的,用桔梗、贝母、巴豆霜做成散剂服用。

调胃承气汤,即大黄、芒硝、甘草,治阳明燥热胃家不和等证。若此方加甘遂去甘草,就是大陷胸汤,治疗心下硬满疼痛拒按的大结胸病。

大陷胸汤加杏仁、苦葶苈子、白蜜做成丸剂,就是大陷胸丸,可治结胸项亦强,如柔痉的症状。

小陷胸汤,即半夏、黄连、瓜蒌子(栝蒌实),治疗小结胸病,其证心下结硬,以手按之才疼痛,脉见浮滑,比大陷胸汤脉证为轻。

小承气汤　大承气汤　麻仁丸　桃仁承气汤
抵当汤(丸)　三一承气汤　黄龙汤

《伤寒心法要诀》原文

小承大黄同枳朴　　加硝即是大承方

麻仁小承麻杏芍　　桃仁调胃桂枝长

抵当汤丸[①]分微甚　俱用桃黄水蛭蝱

三承合一名三一　　加参归桔黄龙汤

[注解]

①抵当汤丸：即抵当汤与抵当丸。两方药味相同,但其剂型与剂量不同,抵当汤是治瘀血之重剂,抵当丸是治瘀血较久之剂。

附　方

小承气汤(《伤寒论》)　大黄(酒洗)四两,厚朴(炙、去皮)二两,枳实(大者炙)三枚。上三味,以水四升,煮取一升二合,去滓,分温二服,初服汤,当更衣[①],不尔[②]者尽饮之,若更衣者,勿服之。

[注解]

①更衣：古人解大、小便的婉辞,此处指"大便"之意。

②不尔：犹言不如此。

大承气汤(《伤寒论》)　枳实(炙)五枚,厚朴(去皮,炙)半斤,大黄(酒洗)四两,芒硝三合。上四味,以水一斗,先煮二味,取五升,去滓,内大黄,更煮取二升,去滓,内芒硝,令一两沸,分温再服,一服得利,止后服。

麻仁丸(《伤寒论》)　麻子仁二升,芍药半斤,枳实(炙)半斤,大黄(去皮)一斤,厚朴(炙,去皮)一尺,杏仁(去皮尖,熬,别作脂)一升。上六味,蜜和丸,如梧桐子大,饮服十丸,日三服,渐加,以知为度。

桃仁承气汤(《伤寒论》)　桃仁(去皮尖)五十个,大黄四两,桂枝(去皮)二两,甘草(炙)二两,芒硝二两。上五味,以水七升,煮取二升半,去滓,内芒硝,更上火微沸,下火,先食[①]温服五合,日三服,当微利。

[注解]

①先食：在吃饭以前服药,也就是空腹服的意思。

抵当汤(丸)(《伤寒论》)　水蛭(熬)二十个,蝱虫(去翅足,熬)二十个,桃仁(去皮尖)二十五个,大黄三两。上四味,捣分四服,以水一升,煮一丸,取七合服之,晬^①时当下血,若不下者更服。

[注解]

①晬(zuì):晬时就是对头时间。例如今天上午八点钟到明天上午八点钟。

三一承气汤(刘河间) 锦纹大黄^①(去粗皮)、芒硝、厚朴(去皮姜制)、生枳实各五钱,甘草(去皮炙)一两。水一钟半,生姜三片,煎至七分,内硝,煎二沸,去滓,不拘时温服,以利为度。

[注解]

①锦纹大黄:大黄上有红黄锦绣纹理的,叫作绵纹大黄。

黄龙汤(《伤寒六书》) 大黄、芒硝、枳实、厚朴、甘草、当归、人参。水二钟,姜三片,枣二枚,煎之,后再入桔梗一撮,热沸为度,老年气血虚者,去芒硝。

小承气汤由大黄、枳实、厚朴组成,此方有轻下作用,治阴明燥热初成,燥屎未坚。若本方加芒硝,就是峻下的大承气汤,治阳明燥屎已成、实热痞满俱备等证。

麻仁丸具有润肠利便作用,此方在小承气汤的基础上,加麻仁、杏仁、芍药,故能润燥通便,对脾约病的便秘疗效颇佳。

蓄血证是因太阳随经瘀热在里,热与血瘀而成,此证有新久轻重之分。

桃仁承气汤治蓄血初起实热较重之证,此方是调胃承气汤(大黄、朴硝、甘草)加桃仁、桂枝而成。

抵当汤主治久瘀血的重证。

抵当丸药物同于抵当汤,都是由水蛭、䗪虫、桃仁、大黄组成的。抵当丸亦主治瘀血,不用汤而用丸剂,取其久病缓攻之义。

三一承气汤,就是三个承气汤的合剂,其功用可以同于三个承气汤。

依三一承气汤加人参、当归、杏梗,即名黄龙汤,此方既能攻下又兼扶正,适用于体虚之人而有阳明实热之证的。

小柴胡汤 大柴胡汤 柴胡加芒硝汤 柴胡桂枝汤

《伤寒心法要诀》原文

小柴芩半人参草 大柴芩半枳芍黄
小柴胡加芒硝入 合桂柴胡桂枝汤

小柴胡汤(《伤寒论》) 柴胡半斤,黄芩三两,半夏(洗)半升,人参三两,甘草(炙)、生姜(切)各三两,大枣(擘)十二枚。上七味,以水一斗二升,煮取六升,去滓,再煎服三升,温服一升,日三服。

大柴胡汤(《伤寒论》) 柴胡半斤,黄芩三两,半夏半升,芍药三两,枳实四枚,大黄二两,生姜五两,大枣十二枚。上八味,以水一斗二升,煮取六升,去滓再煎,温服一升,日三服。

柴胡加芒硝汤(《伤寒论》)　柴胡二两十六铢,黄芩一两,人参一两,甘草(炙)一两,生姜一两,半夏二十五铢,大枣四枚,芒硝二两。上八味,以水四升,煮取二升,去滓,内芒硝,更煮微沸,分温再服,不解更作①。

〔注解〕

①不解更作:病未解除的,再吃一剂。

柴胡桂枝汤(《伤寒论》)　柴胡四两,桂枝两半,人参两半,甘草一两,半夏二合半,黄芩四半,芍药两半,大枣六枚,生姜两半。上九味,以水七升,煮取三升,去滓,分温服。

小柴胡汤是治疗少阳病的主方,此方由柴胡、黄芩、半夏、人参、甘草、生姜、大枣等组成。

大柴胡汤是治少阳病兼有阳明里实之剂,它的组成药物是柴胡、黄芩、半夏、枳实、芍药、大黄、生姜、大枣。

小柴胡加芒硝汤,即小柴胡汤加一味芒硝,此方作用比大柴胡汤为小。

柴胡桂枝汤即小柴胡汤与桂枝汤的合方,主治太阳、少阳并病,在和解少阳的基础上,以外散太阳未尽之邪。

猪苓汤　白虎汤　竹叶石膏汤

《伤寒心法要诀》原文

猪苓二苓胶滑泽　白虎膏知甘草粳
竹叶石膏除知母　加参半竹麦门冬

附　方

猪苓汤(《伤寒论》)　猪苓、茯苓、泽泻、阿胶、滑石(碎)各一两。以水四升,先煮四味,取二升,去滓,内阿胶,烊消①,温服七合,日三服。

〔注解〕

①烊消:阿胶投入煮沸药汤中,使其被热后烊化消解,固体变成液体,然后服用。

白虎汤(《伤寒论》)　石膏(碎)一斤,知母六两,甘草(炙)二两,粳米六舍。上四味,以水一斗,煮米熟,汤成,去滓,温服一升,日三服。

竹叶石膏汤(《伤寒论》)　竹叶二把,生石膏一斤,半夏半升,人参三两,麦门冬一升,甘草二两,粳米半升。以水一斗,煮取六升,去滓,内粳米,煮米熟,汤成去米。

猪苓汤即猪苓、茯苓、泽泻、滑石、阿胶,是育阴兼利水之剂,主治阴虚停水小便不利证。

白虎汤即石膏、知母、甘草、粳米,治疗阳明大热、大烦、大渴、汗出、脉洪大等热证。

白虎汤去知母加人参、半夏、竹叶、麦门冬即是竹叶石膏汤。此方治疗热病之后,身体羸瘦,正气已伤,津液不足,余热未清、呕逆不食等证。

炙甘草汤

《伤寒心法要诀》原文

汗下烦悸小建治　水悸茯苓甘草君
虚悸肺痿炙甘草　地阿桂酒麦酸参

附　方

炙甘草汤(《伤寒论》)　甘草(炙)四两,生姜(切)三两,桂枝(去皮)三两,麦冬(去,心)半升,人参二两,阿胶二两,生地一斤,大枣(擘)三十枚,麻子仁半升。上九味,以清酒七升,水八升,先煮八味,取三升,去滓,内胶烊消后,温服一升,日三服。一名复脉汤。

按:《金鉴》治肺痿的用麻仁,治心悸的则易为酸枣仁。

引起心悸的原因很多,其治疗方法也不同。

若因误汗、误下之后伤了人的正气和津液而出现的心烦、心悸证可用小建中汤治疗。

若是水饮停于心下而见心悸的,则用茯苓甘草汤,即茯苓、桂枝、甘草、生姜。

若因误汗、误下之后,出现心动悸,脉见结代,为心虚之悸,就应该用炙甘草汤,即炙甘草、生地黄、阿胶、桂枝、麦冬、麻子仁、人参、生姜、大枣,用酒水合煎服用。

此方治疗肺痿病,效果也很理想。

桃花汤　赤石脂禹余粮汤　黄芩汤　白头翁汤

《伤寒心法要诀》原文

桃花干姜石脂糯　石脂禹粮固脱功
黄芩甘草芍大枣　连柏秦皮白头翁

附　方

桃花汤(《伤寒论》)　赤石脂一斤,一半全用,一半筛末,干姜一两,粳米一升。

上三味,以水七升,煮米令熟,去滓,温服七合,内赤石脂末方寸匕,日三服,若一服愈,余勿服。

赤石脂禹余粮汤(《伤寒论》) 赤石脂(碎)一斤,太一禹余粮①一斤。上二味,以水六升,煮取二升,分温三服。

[注解]

①太一禹余粮:即禹余粮之产于山谷中者。

黄芩汤(《伤寒论》) 黄芩三两,芍药二两,甘草(炙)二两,大枣(擘)十二枚。上四味,以水一斗,煮取三升,去滓,温服一升,日再夜一服。

白头翁汤(《伤寒论》) 白头翁二两,黄柏三两,黄连三两,秦皮三两。上四味,以水七升,煮取二升,去滓,温服一升,不愈,更服一升。

桃花汤治少阴病下利大便带有脓血,方内有干姜、赤石脂、糯米。

赤石脂禹余粮汤,药仅赤石脂、禹余粮二味,但涩肠止泻固脱,极见功效。

黄芩汤治太阳、少阳合病的下利,此方药物为黄芩、芍药、大枣。白头翁汤主治热利,症见渴欲饮水,下利便脓血,方内有黄连、黄柏、秦皮、白头翁,临床疗效很高。

按:桃花汤方内的"糯米",在《伤寒论》原书中为"粳米"。赤石脂禹余粮汤原方佚,兹遵《金鉴》意见仅此二味。

葛根黄连黄芩汤　干姜黄连黄芩汤
黄连汤　黄连阿胶汤

《伤寒心法要诀》原文

葛根连芩汤甘草　干姜连芩汤人参
连参桂草干半枣　连胶芩芍卵黄新

附　方

葛根黄连黄芩汤(《伤寒论》) 葛根半斤,甘草(炙)二两,黄芩三两,黄连三两。上四味,以水八升,先煮葛根,减二升,内诸药,煮取二升,去滓,分温再服。

干姜黄连黄芩汤(《伤寒论》) 干姜、黄连、黄芩、人参各三两。上四味,以水六升,煮取二升,去滓,分温再服。

黄连汤(《伤寒论》) 黄连三两,甘草(炙)三两,干姜三两,桂枝(去皮)三两,人参二两,大枣(擘)十二枚,半夏(洗)半升。上七味,以水一斗,煮取六升,去滓,温服,昼三夜二。

黄连阿胶汤(《伤寒论》) 黄连四两,黄芩二两,芍药二两,阿胶三两,鸡子黄二枚。上五味,以水六升,先煮三物,取二升,去滓,内胶烊尽,小冷,内鸡子黄,搅令相得,温服七合,日三服。

葛根黄连黄芩汤,由葛根、黄连、黄芩、甘草四药组成,本方具有解表清里,治协热下利的功用。

干姜黄连黄芩汤,由干姜、黄连、黄芩、人参四药组成,此方主治寒热阻格的吐逆证。

黄连汤,由黄连、桂枝、人参、半夏、干姜、甘草、大枣组成,主治胸中有热,胃中有邪气,腹中痛,欲呕吐等证。

黄连阿胶汤,由黄连、阿胶、芍药、黄芩、鸡子等五药组成,本方善能清热养阴,为治疗少阴病阴虚有热,烦躁失眠之剂。

四逆散 吴茱萸汤 乌梅丸

《伤寒心法要诀》原文

柴芍枳草四逆散　人参姜枣吴茱萸
乌梅参归连辐细　椒姜桂附苦酒需

附 方

四逆散(《伤寒论》) 甘草(炙)、枳实(破,水渍,炙干)、柴胡、芍药。上四味,各十分,捣筛,白饮和服方寸匕,日三服。

吴茱萸汤(《伤寒论》) 吴茱萸(汤洗七遍)一升,人参三两,大枣(擘)十二枚,生姜(切)六两。上四味,以水七升,煮取二升,去滓,温服七合,日三服。

乌梅丸(《伤寒论》) 乌梅三百枚,细辛六两,干姜十两,黄连十六两,当归四两,附子(炮,去皮)六两,蜀椒(出汗①)四两,桂枝(去皮)六两,人参六两,黄柏六两。上十味,异捣筛②之,合治③之,以苦酒④渍乌梅一宿,去核,蒸之五斗米下,饭熟捣成泥,和药令相得,内臼中,与蜜杵二千下,丸如梧桐子大,先食服十丸,日三服,稍加至二十丸,禁生冷滑物⑤臭食等。

[注解]
①出汗:指蜀椒在炮制过程中,有液体物质渗出,这种现象叫作"出汗"。
②异捣筛:分别捣碎,分别筛末。
③合治:合在一起。
④苦酒:即米醋。
⑤滑物:指能滑肠的食物,如含油质多的食物。

四逆散,即柴胡、芍药、枳实、甘草四药,能治疗气机闭郁,不达四肢的手足厥冷证。

吴茱萸汤,即吴茱萸、人参、生姜、大枣四药,主治厥阴病寒气上逆所引起的干呕、吐涎沫、头顶疼痛等证。

　　乌梅丸,即乌梅、人参、当归、黄连、黄柏、细辛、川椒、干姜、桂枝、附子十味,研成细末,蒸饭调和为丸,主治厥阴病的寒热错杂证、蛔厥证,还可治疗久泻久利。

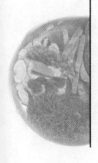

第八讲　伤寒附法

双解散完素[①]解利初法

《伤寒心法要诀》原文

双解通圣合六一　　四时温热正伤寒[②]
两许为剂葱姜豉　　汗下兼行表里宣
强者加倍弱减半　　不解连进自然安
若因汗少麻倍人　　便硬消黄加倍添

［注解］

①完素：人名，即刘完素，为金元四大家之一，有寒凉派之称。

②正伤寒：正令伤寒，是冬令感受风寒所发生的病。

附　方

双解散（刘完素）　益元散[①]七两，防风通圣散七两。搅匀，每服三钱，水一盏半，入葱白五寸，盐豉五十粒，生姜三片，煎至一盏，温服。

［注解］

①益元散：刘完素的益元散，即六一散，又名天水散。

防风通圣散　川芎、当归、芍药、大黄、薄荷叶、麻黄、连翘、芒硝（朴硝是者[①]）以上各半两，石膏、黄芩、桔梗各一两，滑石三两，甘草二两，荆芥、白术、栀子各等分。上为末，每服二钱，水一大盏，生姜三片，煎至六分，温服。

［注解］

①朴硝是者：朴硝就是芒硝。朴硝结晶在上面形似细芒如锋，因此叫芒硝。

六一散（刘河间）　滑石六两、甘草（炙）一两。上为末，每服三钱，蜜少许，温水调下，日三服。

双解散，是防风通圣散与六一散的合剂，有表、里两解的作用，能治疗四季的时令温热及冬令的伤寒病。

凡邪在三阳经不解的，以一两左右为一剂，并加生姜、大枣、淡豆豉作为饮子，以助发表解热的力量,服药后,若身上见汗,大便得通,就达到表里两解的目的。

身体强的人,剂量可加至一两半;身体弱的人,最好服五钱。若服药后症状仍在的,可继续服至两三剂,必将汗出、下利两解;若服药后,汗出少而不解的,可以加重麻黄剂量;若大便不下而不解的,可以重用芒硝及大黄。

总之,用双解散的治疗目的,在于使汗、下通畅,表里无阻,从而邪热有路可出,其法用之颇验,后世医家极为重视。

河间①解利后法

《伤寒心法要诀》原文

汗下已通仍不解　皆因不彻已传经
内热烦渴甘露饮　甚用白虎解毒清
有表热烦柴葛解　表实大热三黄宁
里热尿赤凉天水　胃实不便大柴承

[注解]
①河间:即刘完素,因为他是河间人,所以后人尊称他为刘河间。

附　方

凉膈散(局方)　连翘四两,大黄(酒浸)、芒硝、甘草各二两,栀子(炒黑)、黄芩(酒炒)、薄荷各一两。为末,每服三钱,加竹叶、生蜜煎。

服双解散后,已经发了汗,大便已通,可是病仍不愈,这是因为表邪发散得不彻底,或者治疗的不及时,使邪热传经入里。若邪传太阳之里,府热尚轻,而见心烦、口渴等症状时,可用桂苓甘露饮治疗;如果传为阳明,内热甚重,症见大热,烦渴不解的,可以用白虎汤合黄连解毒治疗;若虽已传阳明,但表仍未解的,其证可见头痛、发热、心烦、不眠等症,可以用柴葛解肌汤,以解太阳、阳明两经之邪;若症见表实无汗,大热而烦的,可用三黄石膏汤,以清表里之热;若兼见小便不利黄赤涩少的,可用凉膈散、天水散合剂,以清利其热;若阳明胃实,潮热不大便,而太阳之表还有微热不解的,可用大柴胡汤,表里兼治;若不兼表证的,可以选用三承气汤,以攻下阳明里实之邪。

防风通圣散

《伤寒心法要诀》原文

> 防风通圣治风热　郁在三焦表里中
> 气血不宣经络壅　栀翘芩薄草归芎
> 硝黄芍术膏滑石　麻黄桔梗共防荆
> 利减硝黄呕姜半　自汗麻去桂枝增

防风通圣散，主治一切因风热之邪入侵人体，而使上中下三焦和表里、内外各个部分的气血、经络，发生了壅塞不通的证候，不论初感与传经，其症状若见发热、头痛、皮肤生疹，甚而发斑、烦渴、不眠、便秘、尿色赤涩、四肢抽搐等，都可服用，并且效果也很好。

这个方子，是由栀子、连翘、黄芩、薄荷、甘草、当归、川芎、芒硝、大黄、芍药、白术、生石膏、滑石、麻黄、桔梗、防风、荆芥组成的。

若是病人大便溏泻，脾胃不足的，需减去芒硝、大黄；若是属于风热证而兼呕吐的，可以加用生姜、半夏以降逆止呕；若是病人自汗出的，可以减去麻黄，加用桂枝。

柴葛解肌汤

《伤寒心法要诀》原文

> 四时合病在三阳　柴葛解肌柴葛羌
> 白芷桔芩膏芍草　利减石膏呕半姜

附 方

柴葛解肌汤（陶节庵）　柴胡八分，葛根二钱，羌活、白芷、黄芩、芍药各钱半，桔梗八分，甘草一钱，石膏三钱。水二钟，姜三片，枣二枚，煎之热服。

柴葛解肌汤，是陶节庵的方子。本方能代葛根汤，治疗四季中的太阳、阳明、少阳的三阳合病的轻证。本方是由柴胡、葛根、羌活、白芷、桔梗、黄芩、生石膏、芍药、甘草等药组成。临床上，随着病变的不同，可进行加减化裁应用。例如无太阳证的，可减去羌活；无少阳证的，可减去柴胡；大便溏泻的，可减去石膏；兼有呕逆证的，可以加入生姜、半夏以降胃逆。

黄连解毒汤 栀子金花汤 三黄石膏汤

《伤寒心法要诀》原文

> 阳毒热极疹斑呕 烦渴呻吟谵语狂
> 下后便软热不已 连芩栀柏解毒汤
> 里实便硬当攻下 栀子金花加大黄
> 表实膏麻葱豆豉 下利除膏入葛良

附 方

黄连解毒汤(《外台》引崔氏方) 黄连三两,黄芩、黄柏各二两,栀子十四枚。以水六升,煮取二升,分二服。

栀子金花汤(刘河间) 栀子(炒)、黄连、黄芩、黄柏、大黄各半两。上为末,滴水丸,如小豆大,每服三二十丸。

三黄石膏汤(陶节庵) 石膏两半,黄芩、黄连、黄柏各七钱,栀子三十个,麻黄、淡豉二合。每服一两,姜三片,枣二枚,细茶①一撮,煎热服。

〔注解〕

①细茶:即好茶叶。

凡阳毒热极等证,都可以出现疹、斑、呕吐、心烦、口渴等症状,这时病人多呻吟不已,或神识昏乱、谵语、发狂,即使是在误下之后,大便虽软而燥,也属于大热仍未清除,当用黄连解毒汤治疗为最合适。黄连解毒汤,即黄连、黄芩、黄柏、栀子四药。

如果大便成实结硬的,可于黄连解毒汤中加大黄以攻下,这就是栀子金花汤。

若证兼表实无汗的,可于黄连解毒汤中加石膏、麻黄、豆豉、葱白以解肌发汗,这就是三黄石膏汤。

但是如果里热不实,而有下利症状时,便应于三黄石膏汤中除去石膏加葛根以清宣阳明之热。

消毒犀角饮

《伤寒心法要诀》原文

> 消毒犀角表疹斑 毒壅咽喉肿痛难
> 犀角牛蒡荆防草 热盛加薄翘芩连

附 方

消毒犀角饮（《局方》） 防风（去苗）八两,荆芥穗、甘草（炙）各十六两,牛蒡子（炒）六十四两。上为粗末,每服三钱,水一盏,煎至七分,去滓,食后温服之。

按:本方当依《金鉴》增入犀角为是。

消毒犀角饮,能内消毒热,外透斑疹,并能治毒热壅咽喉,而引起的嗓子红肿、疼痛,难于吞咽食物等证。本方是由消毒饮的防风、荆芥、牛蒡子、甘草加入犀角所组成。如果热势极盛的,又可再加黄连、黄芩、连翘、薄荷,以增其清热解毒的作用。

消斑青黛饮

《伤寒心法要诀》原文

消斑青黛消斑毒　参虎柴犀栀地元
黄连热实减参去　苦酒加入大黄煎

附 方

消斑青黛饮（陶节庵） 青黛、黄连、犀角、石膏、知母、元参、栀子、生地、柴胡、人参、甘草。上,水二钟,姜一片,枣二枚,煎之,临服入苦酒一匙调服。

消斑青黛饮,治温毒发斑。其方即白虎加人参汤（人参、石膏、知母、粳米、甘草）加青黛、柴胡、犀角、栀子、生地、元参、黄连等药物,用米醋合水煎服。

如果临证上,兼见因热甚而大便结实的,可以减去人参,加大黄以通下。

普济消毒饮

《伤寒心法要诀》原文

普济大头[①]天行[②]病　无里热邪客高巅
芩连薄翘柴升桔　蚕草陈勃蒡兰元

[注解]

①大头:即大头瘟,是一种传染性疾病,主要症状是头目肿大。

②天行:指传染病而言。古人对传染病认为是天地疠气的流行结果。

附　方

普济消毒饮(李东垣)　黄芩(酒炒)、黄连(酒炒)各五钱,陈皮(去白)、甘草(生用)、元参各三钱,连翘、板蓝根、马勃、鼠粘子、薄荷各一钱,僵蚕、升麻各七分,柴胡、桔梗各二钱。为末汤调,时时服之;或蜜拌为丸,嚼化。

普济消毒饮,善治大头瘟疫及各种传染疾病。由于邪犯气分,病变多在头面高处,故不见可下的里证。本方即由黄芩、黄连、薄荷、连翘、柴胡、升麻、桔梗、僵蚕、甘草、马勃、牛蒡子、板蓝根、元参等药所组成的。

连翘败毒散

《伤寒心法要诀》原文

连翘败毒散发颐　　高肿焮红痛可除
花粉连翘柴胡蒡　　荆防升草桔羌独
红花苏木芎归尾　　肿面还加芷漏芦
肿坚皂刺穿山甲　　便燥应添大黄疏

附　方

连翘败毒散(《证治准绳》)　连翘、羌活、独活、荆芥、防风、柴胡、升麻、桔梗、甘草、川芎、牛蒡子(新瓦上炒,研碎)、当归尾(酒洗)、藏红花(酒洗)、苏木、天花粉。清水、好酒各一杯,同煎至一杯,去滓,徐徐温服。

连翘败毒散能治四时毒热引起的发颐病,其证两颐红肿,灼热而痛。这个方子有天花粉、连翘、柴胡、牛蒡子、荆芥、防风、升麻、甘草、桔梗、羌活、红花、苏木、川芎、当归尾。若肿势连及面部时,加白芷、漏芦,以解阳明毒气;若坚硬而气血滞塞不能消散的,可加皂角刺、穿山甲,排毒解凝疏通气血;若大便干燥,里热壅塞的,应加大黄,通利疏导,使毒气消除。

都气汤　橘皮竹茹汤

《伤寒心法要诀》原文

呃逆肾虚都气汤　　六味肉桂五味方
橘皮竹茹虚热主　　橘竹参草枣生姜

附　方

都气汤(《医宗己任编》)　熟地黄(砂仁酒拌)八两,山萸肉、山药各四两,茯苓、丹皮、泽泻各三两,五味子三两,肉桂一两。蜜丸,空心盐汤下,冬酒下。

按:都气汤原方即六味地黄汤加五味子,没有肉桂在内。今加肉桂,对纳气归原更为有利。

橘皮竹茹汤(《金匮要略》)　橘皮二斤,竹茹三升,甘草五两,人参一两,生姜半斤,大枣三十枚。上六味,以水一斗,煮取三升,温服一升,日三服。

呃逆由于肾虚而摄纳,使气逆上冲而成的,治疗用都气汤,此方即六味地黄汤(山药、茯苓、山萸、泽泻、丹皮、熟地黄)加肉桂、五味子。

橘皮竹茹汤治胃虚有热的呃逆证。其方有橘皮、竹茹、人参、甘草、大枣、生姜。

葳蕤汤

《伤寒心法要诀》原文

风温浮盛葳蕤汤　羌麻葛芷青木香
芎草石膏葳蕤杏　里实热甚入消黄

附　方

葳蕤汤(《千金方》)　葳蕤、白薇、麻黄、羌活、杏仁、川芎、甘草、青木香各二两,石膏三两。上㕮咀,以水八升,煮取三升,去滓,分三服,取汗。

按:葳蕤汤原方羌活作独活,今依《金鉴》改为羌活。

葳蕤汤是滋阴解表发散风温的方子,治风温初起六脉浮盛有力,壮热汗少之证,即葳蕤、羌活、麻黄、葛根、白芷、青木香、川芎、甘草、石膏、杏仁。若里热成实,汗出热甚的,须加芒硝、大黄,兼下里热则愈。

桂枝白虎汤

《伤寒心法要诀》原文

风温虚热汗出多　难任葳蕤可奈何
须是鼾睡而燥渴　方宜桂枝虎参合

附 方

桂枝白虎汤(《金匮要略》) 知母二两,甘草(炙)二两,石膏一斤,粳米二合,桂枝(去皮)三两。上锉,五钱,水一盏半,煎至八分,去滓,温服,汗出愈。

按:桂枝白虎汤原方并无人参,但歌中提到"方宜桂枝虎参合",说明桂枝白虎加人参汤对于治疗此病更为有利。根据临床经验治疗风温病的方子,如桂枝白虎汤、白虎加人参汤和桂枝白虎加人参汤,都可按其症状轻重选用。

风温初起,脉服有力,汗少壮热,宜用葳蕤汤。

若风温病,脉虚无力,身热汗多,难用葳蕤汤时,应该用桂枝白虎人参汤。但必须见到鼾睡,烦躁,口渴等热证,才可使用。

如口中不渴,不见鼾睡,虽有身热,汗多,脉浮盛等证,乃属阳气外亡,并非风温。

泻心导赤各半汤

《伤寒心法要诀》原文

越经①无证如醉热 脉和导赤各半汤
芩连栀子神参麦 知滑犀草枣灯姜

[注解]

①越经:此处当病名讲。此病无明显的表里证,六脉平和,但身热不退形如醉人,为本病的特点。

附 方

泻心导赤各半汤(陶节庵) 黄连、黄芩、甘草、犀角、麦门冬、滑石、山栀、茯神、知母、人参。水二钟,姜、枣煎之,加灯心一握,煎汤热服。

越经病没有明显的表里证,脉搏平和,但身热始终不解,形如醉人,神志不够清爽,用泻心导赤各半汤治疗。其方即由黄连、黄芩、栀子、茯神、人参、麦冬、知母、滑石、犀角、甘草、灯心、生姜、大枣等药组成的。

大羌活汤

《伤寒心法要诀》原文

两感伤寒病二经　　大羌活汤草川芎
二防二术二活细　　生地芩连知母同

附　方

大羌活汤(张洁古)　羌活、独活、防风、细辛、防己、黄芩、黄连、苍术、白术、甘草(炙)各三钱,知母、川芎、生地各一两。每服五钱,热饮。

两感伤寒之病,是藏府表里二经同时发病,张洁古制大羌活汤两解表里,即甘草、防风、川芎、防己、苍术、白术、羌活、独活、生地、黄芩、黄连、知母。

还阳散　退阴散　黑奴丸

《伤寒心法要诀》原文

阴毒还阳硫黄末　　退阴炮乌干姜均
阳毒黑奴小麦疸①　　芩麻消黄釜②灶③尘

[注解]
①小麦疸:即小麦变成黑疸的,名曰小麦奴。
②釜:此处指锅底煤烟。
③灶:即灶突中煤烟。

附　方

还阳散(《沈氏尊生方》)　硫黄为末,每服二钱,新汲水调下。良久或寒一起,热一起①,再服汗出而瘥。

[注解]
①寒一起,热一起:即冷一阵,热一阵,寒热交作的意思。

退阴散(《证治准绳》)　干姜、川乌头各等分。

研为粗末,炒金黄色,候冷,捣为末,每服一钱,清水一盏,加盐一捻,去渣温服,连进三剂而愈。

黑奴丸(《千金方》)　麻黄、大黄各二两,黄芩、釜底煤、芒硝、灶突墨、梁上尘、小麦奴各一两。共研细末,炼蜜为丸,如弹子大,每服发丸,新汲水化服。

治疗阴毒病有两个方子：一为还阳散，即硫黄一味，研末，每服二钱，新汲水调服。服后良久，发现恶寒、发热、但汗不出的可再服二钱，使汗出则愈。另一方是退阴散，即炮川乌（炮至变色）、干姜微炒，等分为末，每服一钱，用盐汤滚开数沸送服。阴毒四肢不温的，连服三次即温。此药热服而发生吐的，为阴盛格阳，可改用冷服，从其性而治之，阴不格阳则不吐。

治疗阳毒可用黑奴丸，此丸是用小麦奴、黄芩、麻黄、芒硝、大黄、釜底烟、灶突烟、梁上尘为末，蜜和为丸，重四钱，用新汲水送下。服药后若其人渴而想喝水的，可勿阻拦，使尽量喝之，不久病人便见寒战汗出，腹中作响，微见腹泻，邪从表里而出，其病则愈。若服药后，病人渴的，可能是阴盛格阳之证，就绝对不能再服了，服之不但没有好处，反为有害。

九味羌活汤

《伤寒心法要诀》原文

九味羌活即冲和[①]　　四时不正气为疴
洁古[②]制此代麻桂　　羌防苍细芷芎合
生地草芩喘加杏　　无汗加麻有桂多
胸满去地加枳结　　烦渴知膏热自瘥

[注解]
①冲和：冲和汤，又名九味羌活汤。
②洁古：张元素，字洁古，宋人，是李东垣的老师。

附　方

九味羌活汤（张洁古）　羌活、防风、苍术各钱半，细辛五分，川芎、白芷、生地、黄芩、甘草各一钱。加生姜、葱白煎服。

九味羌活汤又叫冲和汤，是张洁古所制，用代麻黄桂枝二汤。此方治四时不正邪气所引起的外感疾患。这个方子有羌活、防风、苍术、细辛、白芷、川芎、生地、甘草、黄芩。若肺气不利，兼有喘证时，加杏仁；寒邪表实无汗的，加麻黄；风邪表虚有汗的，加桂枝；若膈气不利而胸中满闷，则去生地之滋腻，加枳壳、桔梗以利肺气；若阳明热盛而有烦渴欲饮，则加知母、石膏，其热自愈。

十 神 汤

《伤寒心法要诀》原文

十神外感寒气病　功在温经利气殊

升葛芎麻甘草芍　姜葱香附芷陈苏

附　方

十神汤（《局方》）　川芎、甘草尖、麻黄（去根节）、升麻各四两，干姜十四两，赤芍药、白芷、陈皮（去瓤）　紫苏（去粗梗）　香附（杵去毛）各四两。上为细末，每服三钱，水一盏半，生姜五片，煎至七分，去滓，热服。

十神汤治外感寒邪、内挟气郁的病，有温经散寒，利气开郁的功效。此方即升麻、葛根、川芎、麻黄、甘草、芍药、香附、陈皮、苏叶、生姜、大葱。

人参败毒散　荆防败毒散　仓廪散

《伤寒心法要诀》原文

人参败毒虚感冒　发散时毒[①]疹痢良

参苓枳结芎草共　柴前薄荷与独羌

时毒减参加翘蒡　血风[②]时疹[③]入荆防

表热噤痢[④]加仓米　温热芩连实消黄

[注解]

①时毒：时令不正发生的种种毒邪之病。

②血风：风入因分，遍身出疹，瘙痒难忍。

③时疹：感受时邪，初病即见，并不瘙痒。

④噤痢：噤口痢，其证饮食难入，下利赤白。

附　方

人参败毒散（《小儿药证直诀》）　人参、羌活、独活、柴胡、前胡、川芎、枳壳、桔梗、茯苓各一两，甘草五钱。为末，每服二钱，入生姜、薄荷煎。

荆防败毒散（《医学正传》）　荆芥穗一钱，防风一钱半，羌活、独活、前胡、桔梗、枳壳、赤茯苓、川芎各一钱，人参、甘草各五分。锉细，加薄荷五叶，清水煎，去滓，食远缓缓温服。

仓廪散(《医方集解》) 即人参败毒散加仓米。

人参败毒散治疗正气虚弱复又感冒外邪,对发散时毒、时疹、痢疾等病,很有良效。这个方子有人参、茯苓、枳壳、桔梗、川芎、甘草、柴胡、前胡、薄荷、羌活、独活。若时毒之病或肿两腮,或发颐,或咽喉肿痛的,依本方减去人参,加入连翘、牛蒡子;若发时疹或血风疹的,可依本方减人参,加入荆芥、防风,散风邪、透疹、解毒;若噤口痢复见表热无汗的症状,依本方加入陈仓米治之,名为仓廪散;若温热病热势甚的,依本方加黄芩、黄连,以清其热;若里热胃实,大便成硬的,依本方加芒硝、大黄,以荡涤肠胃。

五 积 散

《伤寒心法要诀》原文

由伤生冷外感寒　　五积平胃增苓攒

麻桂枳桔归芎芍　　姜芷加附逐阴寒

腹痛呕逆吴萸入　　有汗除麻桂枝添

虚加参术除枳桔　　妇人经痛艾醋煎

附 方

五积散(《局方》) 白芷、川芎、甘草(炙)、茯苓(去皮)、当归(去芦)、肉桂(去粗皮)、芍药、半夏(汤洗七次各三两,陈皮(去白)、枳壳(去瓤炒)、麻黄(去根节)各八两,苍术(米泔浸去皮)二十四两,干姜四两,桔梗(去芦头)十二两,厚朴(去粗皮)四两。上除肉桂、枳壳二味别为粗末外,十三味同为粗末,慢火炒令色转,摊冷,次入桂、枳壳末令匀,每服三钱,水一盏半,入生姜三片,煎至一中盏,去滓,稍热服。

吃了生冷寒凉的食物,内伤了脾胃之气,感冒风寒之邪,外伤了荣卫之气,内外皆病,可用五积散治疗。

五积散即平胃散(苍术、甘草、陈皮、厚朴)加半夏、茯苓、麻黄、桂枝、枳壳、桔梗、当归、川芎、紫苏、生姜、白芷。表证重的就用桂枝;里证重的就改用官桂;阴寒盛的加附子;腹痛呕吐的加吴萸;有汗则去麻黄加桂枝;气虚去枳壳、桔梗,加人参、白术;妇人因寒气而痛经的,加艾叶用醋煎服。

升麻葛根汤

《伤寒心法要诀》原文

升葛芍草表阳明　下利斑疹两收功
麻黄太阳无汗入　柴芩同病少阳经

附　方

升麻葛根汤(《董氏小儿方论》)　干葛(细锉)钱半,升麻五分,芍药钱半,甘草(锉炙各等分)五分。上药为粗末,每服四钱,水一盏半,煎至一盏,量大小①与之,温服,无时②。

[注解]
①大小:年岁大小。
②无时:不拘什么时间。

升麻葛根汤即升麻、葛根、白芍、甘草,治阳明表证不解,头痛、身痛、发热、恶寒、无汗、目痛、鼻干,及下利、斑疹不透等症。若兼太阳无汗时,则加麻黄,若兼见少阳经的口苦、耳聋、往来寒热、胸胁苦满等半表半里证时,则加柴胡、黄芩。

二圣救苦丹

《伤寒心法要诀》原文

初起时疫温热病　救苦汗吐下俱全
热实百发而百中　大黄皂角水为丸

附　方

二圣救苦丹(《医宗金鉴》)　生大黄一斤,猪牙皂角①(去皮弦微炒)四两。研为末,和匀,水泛丸,每服三钱,无根水②送下,弱者减服。

[注解]
①猪牙皂角:皂角有大小两种,其中小的状似猪牙的为猪牙皂角。
②无根水:"出甃未放谓无根"(见《儒门事亲》),就是从井里打上来的水,放置一段时间再用,叫作无根水。

二圣救苦丹即大黄、皂角,为末泛为水丸,每服三钱,无根水送下。此药能治初起的时疫传染、伤寒、温病、热病。凡是热势很盛而形体强实的,疗效很高。服后或从汗解,或从吐解,或从下解,因势利导,达到驱邪外出目的。

温 胆 汤

《伤寒心法要诀》原文

伤寒病后液津干　　虚烦呕渴不成眠
乃是竹叶石膏证　　胆经饮热①此方先
口苦呕涎烦惊悸　　半苓橘草枳竹煎
气虚加参渴去半　　再加麦粉热芩连

[注解]
①饮热:热性痰饮。

附　方

温胆汤(《千金方》)　半夏、竹茹、枳实各三两,橘皮三两,生姜四两,甘草一两。上六味,㕮咀,以水八升,煮取三升,分三服。

伤寒病愈后,身体虚弱,津液不足,出现的虚烦、欲呕、口渴、不眠等症,可以用竹叶石膏汤治之。

温胆汤是治少阳胆经热饮病的,亦有心烦不得眠,但还有口苦、呕吐痰涎、心神惊悸不安等特点,与竹叶石膏汤证是不相同的,用时应当进行鉴别。

温胆汤即半夏、茯苓、橘皮、枳实、竹茹、甘草。若兼有气虚不足,加人参以补之;若咽干、口渴,减去半夏之燥,加入麦冬、天花粉,生津止渴;有热的,加入黄芩、黄连以清之。

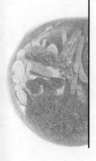

第九讲　增辑各方

蜜煎导法　猪胆汁导法

《伤寒心法要诀》原文

蜜煎导法通大便　或将胆汁灌肠中
不欲苦寒伤胃府　阳明无热勿轻攻

附　方

蜜煎导方(《伤寒论》)　食蜜七合。上一味,于铜器内,微火煎,当须凝如饴状①,搅②之勿令焦著③,欲可丸④,并手捻作挺⑤,令头锐⑥,大如指,长二寸许,当热时急作,冷则硬,以内谷道⑦中,以手急抱⑧,欲大便时乃去之。

[注解]
①当须凝如饴状:应当要凝得如饴糖一样。
②搅:搅拌。
③焦著:干焦黏着。
④欲可丸:能够团成丸的时候。
⑤并手捻作挺:两手将药搓捻成挺子。
⑥锐:尖。
⑦谷道:这里指的是肛门,包括直肠部分。
⑧以手急抱:将挺子送进肛门内后,急用手顶住肛孔。

猪胆汁导法(《伤寒论》)　大猪胆一枚,泻汁①,和少许法醋②,以灌谷道内,如一食顷③,当大便出宿食④及恶物⑤,甚效。

[注解]
①泻汁:将胆汁泻出。
②法醋:如法炮制的好醋。
③一食顷:吃一顿饭工夫。
④宿食:蓄积在肠胃的食物。
⑤恶化:秽浊的粪便。

瓜 蒂 散

《伤寒心法要诀》原文

瓜蒂散中赤小豆　香豉和调酸苦凑
宿食痰涎填上脘　逐邪涌吐功能奏

附　方

瓜蒂散（《伤寒论》）　瓜蒂（熬黄）一分，赤小豆一分。上二味，各别捣筛，为散已，取一钱匕，以香豉一合，用热汤七合，煮作稀糜①，去滓，取汁和散，温顿服之，不吐者，少少加，得快吐乃止，诸亡血虚家②，不可与瓜蒂散。

[注解]
①稀糜：稀烂。
②诸亡血虚家：各种失血及体虚的人。

葛根加半夏汤

《伤寒心法要诀》原文

二阳下利葛根夸　不利旋看呕逆嗟
须取原方照分两　半升半夏洗来加

附　方

葛根加半夏汤（《伤寒论》）　葛根四两，麻黄（去节）三两，甘草（炙）二两，芍药二两，桂枝（去皮）二两，生姜（切）二两，半夏（洗）半升，大枣（擘）十二枚。上八味，以水一斗，先煮葛根麻黄，减二升，去白沫，内诸药，煮取三升，去滓，温服一升，复取微似汗。

黄芩加生姜半夏汤

《伤寒心法要诀》原文

黄芩汤用甘芍并　二阳合利枣加熹
此方虽为治痢祖　再加姜夏呕能平

附　方

黄芩加生姜半夏汤(《伤寒论》)　黄芩三两,芍药四两,甘草(炙)二两,大枣(擘)二十枚,半夏(洗)半升,生姜(切)三两。上六味,以水一斗,煮取三升,去滓,温服一升,日再夜一服。

白虎人参汤

《伤寒心法要诀》原文

身热渴烦大汗倾　液亡肌腠涸阳明
膏斤知六参三两　二草六粳米熟成

附　方

白虎加人参汤(《伤寒论》)　知母六两,石膏(碎绵裹)一斤,甘草(炙)二两,粳米六合,人参三两。上五味,以水一斗,煮米熟,汤成去滓,温服一升,日三服。

桂枝加芍药汤　桂枝加大黄汤

《伤寒心法要诀》原文

桂枝倍芍转输脾　泄满升邪止痛宜
大实痛因反下误　黄加二两下无疑

附　方

桂枝加芍药汤(《伤寒论》)　桂枝(去皮)三两,芍药六两,甘草(炙)二两,大枣(擘)三两,生姜(切)三两。上五味,以水七升,去滓,温分三服。本云桂枝汤,今加芍药。

桂枝加大黄汤(《伤寒论》)　桂枝(去皮)三两,大黄二两,芍药六两,生姜三两,甘草(炙)二两,大枣(擘)十二枚。上六味,以水七升,煮取三升,去滓,温服一升,日三服。

厚姜半甘参汤

《伤寒心法要诀》原文

厚朴半斤姜半斤　一参二草亦须分
半升夏最除虚满　汗后调和法出群

附　方

厚姜半甘参汤(《伤寒论》)　厚朴(炙去皮)半斤,生姜(切)半斤,半夏(洗)半升,甘草二两,人参一两。上五味,以水一升,煮取三升,去滓,温服一升,日三服。

独　参　汤

《伤寒心法要诀》原文

独参功擅得嘉名　血脱脉微可返生
一味人参浓取汁　应知专任力方宏

附　方

独参汤(张景岳)　人参二两。水一升,煮取四合,趁热顿服,日再进之,兼以人参煮粥,食之尤妙。

解毒白虎汤　解毒承气汤

解毒白虎汤　即黄连解毒汤合白虎汤。
解毒承气汤　即黄连解毒汤合三承气汤。

瓜蒌桂枝汤

《伤寒心法要诀》原文

太阳证备脉沉迟　身体几几欲痉时
三两蒌根姜芍桂　二甘十二枣枚宜

栝蒌桂枝汤(《金匮要略》)　栝蒌根三两,桂枝(去皮)三两,芍药三两,甘草(炙)二两,生姜(切)三两,大枣十二枚。上六味,以水九升,煮取三升,分温三服,取微汗;汗不出,食顷,啜热粥发之。

桂枝附子汤

《伤寒心法要诀》原文

三姜二草附枚三　同桂同投是指南
大枣方中十二粒　痛难转侧此方探

桂枝附子汤(《金匮要略》)　桂枝(去皮)四两,附子(炮去皮、破八片)三枚,生姜(切)三两,甘草(炙)二两,大枣(擘)十二枚。上五味,以水六升,煮取二升,去滓,分温三服。

甘 草 汤

《伤寒心法要诀》原文

甘草名汤咽痛求　方教二两不多收
后人只认中焦药　谁识少阴主治优

附　方

甘草汤(《伤寒论》)　甘草二两。上一味,以水三升,煮取一升半,去滓,温服七合,日二服。

桔 梗 汤

《伤寒心法要诀》原文

甘草汤投痛未瘥　桔加一两莫轻过
奇而不效须知偶　好把经文仔细哦

附　方

桔梗汤(《伤寒论》)　桔梗一两,甘草二两。上二味,以水三升,煮取一升,去滓,温分再服。

半夏散及汤

《伤寒心法要诀》原文

半夏桂甘等分施　　散须寸匕饮调宜
若煎少与当微冷　　咽痛求枢法亦奇

附　方

半夏散及汤(《伤寒论》)　半夏(洗)、桂枝(去皮)、甘草(炙)。上三味,等分,各别捣筛已,合法之,白饮和,服方寸匕,日三服。若不能散服者,以水一升,煎七沸,内散两方寸匕,更煮三沸,下火令小冷,少少咽之。

苦　酒　汤

《伤寒心法要诀》原文

生夏一枚十四开　　鸡清苦酒搅几回
刀环捧壳煎三沸　　咽痛频吞绝妙哉

附　方

苦酒汤(《伤寒论》)　半夏(洗破如枣核①)十四枚,鸡子(一枚去黄内上苦酒②,着③鸡子壳中)。上二味,内半夏,着苦酒中,以鸡子壳置刀环中,安火上令三沸,去滓。少少含咽之。不差,更作三剂。

[注解]
①破如枣核:破开如枣核大小。
②内上苦酒:放进去好醋。
③着:放置。

猪　肤　汤

《伤寒心法要诀》原文

斤许猪肤斗水煎　　水煎减半滓须捐
再投粉蜜熬香服　　烦利咽疼胸满痊

附　方

猪肤[①]汤(《伤寒论》)　猪肤一斤。

上一味,以水一斗,煮取五升,去滓,加白蜜一升,白粉[②]五合,熬香,和合相得,温分六服。

[注解]

①猪肤:猪的皮肤,刮去毛垢入药。

②白粉:白米粉。

烧 裈 散

《伤寒心法要诀》原文

近阴裆裤剪来烧　　研末还须用水调
同气相求疗二易　　长沙无法不翘翘

附　方

烧裈散(《伤寒论》)　妇人中裈[①],近隐处[②],取烧作灰。

上一味,水服方寸匕,日三服,小便即利,阴头[③]微肿,此为愈矣。妇人病取男子裤烧服。

[注解]

①裈:音昆,即裤裆。

②近隐处:靠近前阴的部分。

③阴头:男子阴茎的头,俗名"龟头"。

八 正 散

《伤寒心法要诀》原文

八正木通与车前　　萹蓄大黄滑石研
草梢瞿麦兼栀子　　煎加灯草痛淋蠲

附　方

八正散(《局方》)　车前子、木通、瞿麦、萹蓄、滑石、甘草梢(炙)、栀子仁、大黄

(面裹煨)各等分。为末,每服二三钱,清水一盏,加灯心煎服。

六味地黄汤

《伤寒心法要诀》原文

地黄丸为补法先　三阴亏损病相兼
地黄八两萸药四　苓泽丹皮三数添

附　方

六味地黄汤(《小儿药证直诀》)　熟地黄八两,山萸肉四两,干山药四两,泽泻三两,茯苓(去皮)三两,丹皮三两。

按:六味地黄汤的药物与六味地黄丸同,但其药物分量应减。

桂枝加厚朴杏子汤

《伤寒心法要诀》原文

下后喘生及喘家　桂枝汤外更须加
朴加二两五十杏　此法微茫未有涯

附　方

桂枝加厚朴杏子汤(《伤寒论》)　桂枝(去皮)三两,甘草(炙)二两,生姜(切)三两,芍药三两,大枣(擘)十二枚,厚朴(炙去皮)二两,杏子(去皮尖)五十枚。上七味,以水七升,微火煮取三升,去滓,温服一升,复取微似汗。

葶苈大枣泻肺汤

《伤寒心法要诀》原文

喘而不卧肺痈成　口燥胸疼数实呈
葶苈一丸十二枣　雄军直入夺初萌

附　方

葶苈大枣泻肺汤(《金匮要略》)　葶苈(熬令黄色捣丸如弹子大),　大枣十二枚。上先以水三升煮枣,取二升,去枣,内葶苈,煮取一升,顿服。

保 元 汤

《伤寒心法要诀》原文

保元男妇气虚极　　婴儿惊怯痘家虚
甘草一钱人参二　　肉桂随加三黄芪

附　方

保元汤(李东垣)　黄芪三钱,人参二钱,甘草一钱,肉桂(春夏三四分,秋冬七八分)。上四味,水煎服。

礞石滚痰丸

《伤寒心法要诀》原文

滚痰丸用青礞石　　大黄黄芩沉木香
百病多因痰作祟　　顽痰怪症力能匡

礞石滚痰丸(王隐君)　青礞石一两,沉香五钱,大黄(酒蒸)、黄芩各八两。上将礞石打碎,用朴硝一两,同入瓦罐,盐泥固济①晒干,火煅,石色如金为度,研末和诸药水丸,量人虚实服之,姜汤送下,服后仰卧,令药在胸膈之间,除逐上焦痰滞,不宜饮水行动。

〔注解〕
①盐泥固济:用盐和泥封固。

二 陈 汤

《伤寒心法要诀》原文

二陈汤用夏和陈　　益以茯苓甘草臣
利气调中兼去湿　　诸般痰饮此为珍

附 方

二陈汤（《局方》） 半夏（汤洗七次）、橘红各五两、白茯苓三两、炙草一两五钱。上药咬咀，每服四钱，用水一盏，生姜七分，乌梅一个同煎六分，去滓热服，不拘时候。

丁萸理中汤

《伤寒心法要诀》原文

丁萸理中即理中　再加丁萸降气冲
太阴脾虚寒气逆　此方善治格格声

附 方

丁萸理中汤（《金鉴》） 即理中汤加吴茱萸、丁香。

茵陈四逆汤

《伤寒心法要诀》原文

茵陈四逆茵陈蒿　甘草附子干姜炮
清水煎服治黄疸　阴证寒湿效果高

附 方

茵陈四逆汤（《张氏医通》） 茵陈蒿、干姜（炮）各一钱五分，附子、甘草各一钱。煎水煎服。

犀角地黄汤

《伤寒心法要诀》原文

犀角地黄芍药丹　血升胃热火邪干
斑黄阳毒皆堪治　或益柴芩总伐肝

附　方

犀角地黄汤(《千金方》)　犀角一两,生地黄八两,芍药三两,牡丹皮二两。哎咀,以水九升,煮取三升,分三服。

圣 愈 汤

《伤寒心法要诀》原文

圣愈汤治失血多　　阴亏气弱烦热渴
睡卧不宁心神乱　　四物汤人参芪伙

附　方

圣愈汤(李东垣)　熟地、生地(均酒拌、炒)、黄芪(炒)、人参(炒)各二钱,当归、川芎各一钱(一方有芍药无生地)。哎咀,清水一盏半,煎至一盏,去滓,不拘时,稍热服。

人参养荣汤

《伤寒心法要诀》原文

人参养荣即十全　　除去川芎五味联
陈皮远志加姜枣　　脾肺气血补方先

附　方

人参养荣汤(《局方》)　白芍药三两,当归、陈皮、黄芪、桂心(去粗皮)、人参、白术(煨)、甘草(炙)各一两,熟地黄(制)、五味子、茯苓各钱半,远志(炒,去心)半两。上锉散,每服四钱,水一盏半,生姜三片,枣子二枚,煎至七分,去滓,温服。

导 赤 散

《伤寒心法要诀》原文

导赤生地与木通　　草梢竹叶四般攻
口糜淋痛小肠火　　引热回归小便中

附　方

　　导赤散(小儿药证直诀)　生地黄、木通、生甘草梢各等分(一方不用甘草用黄芩,一方多灯心),竹叶。为末,每服三钱,水一盏,入竹叶同煎至五分,食后温服。

补中益气汤

《伤寒心法要诀》原文

补中益气芪术陈　升柴参草当归身
虚劳内伤功独擅　亦治阳虚外感因

附　方

　　补中益气汤(李东垣)　黄芪、甘草(炙)各五分,人参(去芦)三分,当归(酒焙干或日干)二分,橘皮(不去白)二分,升麻三分,柴胡三分,白术三分。哎咀,作一服,水二盏,煎至一盏,去滓,食远稍热服。

小续命汤

《伤寒心法要诀》原文

小续命汤桂附芎　麻黄参芍杏防风
黄芩防己兼甘草　六经风中此方通

附　方

　　小续命汤(《千金方》)　麻黄、防己、人参、黄芩、桂心、甘草、芍药、芎䓖、杏仁各一两,附子一枚,防风一两半,生姜五两。哎咀,以水一斗二升,先煮麻黄二沸,去沫,内诸药,煮取三升,分三服,甚良[①]。不差,更合三四剂必佳,取汗随人风轻重虚实[②]也。

[注解]
①甚良:效果很好。
②取汗随人风轻重虚实:根据人体的虚实和中风的轻重而决定发汗的多少。具体地说,体实风重的多发汗;体虚而风轻的少发汗。